認知症と
軽度認知障害の人
および家族介護者への
支援・非薬物的介入
ガイドライン

2022

Committee of Guidelines of Supportive and Nonpharmacological Interventions
for People Living with Mild Cognitive Impairment and Dementia,
and their Caregivers 2022

「認知症と軽度認知障害の人および家族介護者への
支援・非薬物的介入ガイドライン2022」作成委員会 著

株式会社 新興医学出版社

Guidelines of Supportive and Nonpharmacological Interventions for People Living with Mild Cognitive Impairment and Dementia, and their Caregivers 2022

Committee of Guidelines of Supportive and Nonpharmacological Interventions
for People Living with Mild Cognitive Impairment and Dementia,
and their Caregivers 2022

© First edition, 2022 published by
SHINKOH IGAKU SHUPPAN CO. LTD., TOKYO.
Printed & bound in Japan

「認知症と軽度認知障害の人および家族介護者への支援・非薬物的介入ガイドライン2022」作成委員会

委員長

大沢　愛子　国立長寿医療研究センター リハビリテーション科 医長

執筆委員（50音順）

荒井　秀典　国立長寿医療研究センター 理事長
伊藤　直樹　国立長寿医療研究センター リハビリテーション科部 統括管理士長
大沢　愛子　国立長寿医療研究センター リハビリテーション科 医長
前島伸一郎　国立長寿医療研究センター 長寿医療研修センター長
吉村　貴子　京都先端科学大学 健康医療学部 言語聴覚学科 教授

系統的レビュー委員（50音順）

相本　啓太　国立長寿医療研究センター リハビリテーション科部 理学療法主任
植田　郁恵　国立長寿医療研究センター リハビリテーション科部 副作業療法士長
神谷　正樹　国立長寿医療研究センター リハビリテーション科部 作業療法主任

執筆協力者

近藤　和泉　国立長寿医療研究センター 病院長
高野　映子　国立長寿医療研究センター 健康長寿支援ロボットセンター 研究員

外部査読委員（50音順）

赤澤　堅造　社会福祉法人希望の家 先端応用音楽研究所，大阪大学 名誉教授
伊澤　幸洋　福山市立大学 教育学部 児童教育学科 教授
大井　博司　広島国際大学 総合リハビリテーション学部 教授
大田　秀隆　秋田大学 高齢者医療先端研究センター 教授
小川　敬之　京都橘大学 健康科学部 教授
萱津　公子　長野大学 社会福祉学部 非常勤講師
木村　成志　大分大学 医学部 脳神経内科 准教授
神﨑　恒一　杏林大学 医学部 高齢医学 教授
後藤　誠一　医療法人藤誠会 後藤クリニック 理事長・院長
櫻井　孝　国立長寿医療研究センター 研究所長
佐藤　厚　医療法人社団真仁会 五泉中央病院 リハビリテーション科長
島田　裕之　国立長寿医療研究センター 老年学・社会科学研究センター長

杉山　美香　東京都健康長寿医療センター 研究所 研究員
竹田　伸也　鳥取大学大学院 医学系研究科 臨床心理学講座 教授
藤原　佳典　東京都健康長寿医療センター 研究所 研究部長
牧迫飛雄馬　鹿児島大学 学術研究院医歯学域医学系 教授
山上　徹也　群馬大学大学院 保健学研究科 准教授

序　文

....

　超高齢社会となった我が国において認知症や軽度認知障害（Mild Cognitive Impairment）の有病者数は今も増え続け，平成28年度の国民生活基礎調査（厚生労働省）や平成30年版高齢社会白書（内閣府）によると，要介護認定要因の第一位は認知症である．今後，認知症や軽度認知障害の人が社会で暮らすことが今よりも当たり前となり，「共生」と「予防」を目指して多くの工夫が行われるとともに，医療や福祉現場における治療や予防・ケアに関するニーズはますます高まると考えられる．

　認知症の予防，診断，治療の方向性に関しては，2002年度版，2010年度版についで認知症疾患診療ガイドライン2017（日本神経学会監修「認知症疾患診療ガイドライン」作成委員会）が発刊されている．本邦の認知症の診療は，現在，このガイドラインを根拠として実施されており，診断や治療だけでなく，評価やケア，診断後の流れなどについても広く網羅されている．今回，2019年度（平成31年度）厚生労働科学研究補助金・長寿科学政策研究事業（JPMH19GA0301）において「軽度認知障害と認知症の人および家族介護者に対するリハビリテーションマニュアル」を作成するにあたり，リハビリテーションを含む非薬物的介入と家族介護者への支援に関する最新のエビデンスを参照できるよう，「認知症と軽度認知障害の人および家族介護者への支援・非薬物的介入ガイドライン2022」を作成することとなった．このガイドラインは，認知症と軽度認知障害の非薬物的介入に関する診療とケアの向上を支援する目的で，現時点において標準的と思われる情報を集約したものであり，非薬物的介入のなかで特に関心の高いテーマについてClinical Question（CQ）を設定し，それに基づく検索式からシステマティックレビューを行い，ステートメントと解説を作成した．

　認知症や軽度認知障害の治療とケアにおいては，本人に対する介入だけでなく，共に生活する家族や介護者，ひいては社会全体が症状や行動の特徴について理解し，互いにできることを考え，社会の一員として認め合うことが大切である．この観点から，本ガイドラインでは，認知症と軽度認知障害の人に対する介入だけでなく，家族介護者についても焦点をあて，CQを作成した．

　この領域は，今後さらに研究が進み，新しい知見が示されることが予想されるとともに，実際の治療やケアにおいて個人因子や環境因子などへの配慮が不可欠であることは論を俟たない．このような理由から，本ガイドラインが現場のスタッフによる個別の決定やアプローチを制約・拘束するものではないことに留意されたい．また今回検討した文献には介入による有害事象や参加率・脱落率がほとんど記載されておらず，それらに関する情報は十分に得られていない．これらの現状を踏まえ，個々の例に対して具体的にどのようなアプローチを採用するかについては，エビデンスの有無だけでなく，対象者や家族介護者と十分に相談のうえ，目的にあわせて，個別性と安全性に配慮して検討することが望ましい．

　治療やケアの選択の際には，認知症と軽度認知障害の人およびその家族介護者と真摯に向

き合い，新しい知見に基づいて症状や環境に適した最良の選択を行おうとする姿勢が最も重要であることをご理解いただいたうえで，本ガイドラインが，現場の医療・介護スタッフの治療やケアに少しでも役立つことを切に願っている．

令和4年9月30日

国立研究開発法人 国立長寿医療研究センター
リハビリテーション科 医長　　　大沢　愛子

目　次

Chapter 3　検索履歴と構造化抄録　　　　　　　45

検索履歴 ——————————————————————————————— 46

構造化抄録 ——————————————————————————————— 58

本ガイドラインの概要

本ガイドラインの概要

1. Clinical Question の選定方法と文献検索

　PICO〔P：Patients，Problem，Population（介入を受ける対象），I：Interventions（P に対して行うことを推奨するかどうか検討する介入の選択肢），C：Comparisons，Controls，Comparators（I と比較検討したい介入），O：Outcomes（I/C で設定した介入を行った結果として起こり得るアウトカム事象（転帰事象）〕の形式に基づき，認知症と軽度認知障害（Mild Cognitive Impairment：MCI）の人および家族介護者に対して，非薬物的介入を実施するために重要と思える課題について Clinical Question（CQ）を作成し，定性的なレビューを行った．テーマの決定に関し，CQ1 で「認知症と MCI の人に対する言語・コミュニケーション」を特にテーマとして選定した理由は，現場では多くの言語聴覚士や心理士が言語やコミュニケーションに関する介入とケアを行っているにもかかわらず，認知症疾患診療ガイドラインも含め，言語やコミュニケーションに特化してエビデンスを収集したものがこれまでなかったことがあげられる．このため，CQ1 では「言語・コミュニケーション」のみに関する知見を，CQ2 では「言語・コミュニケーション以外の」支援・非薬物的介入に関する知見を収集・整理した．

　文献の検索については諏訪敏幸氏（大阪大学）に依頼し，MEDLINE（OvidSP），Cochrane Library（Wiley），医学中央雑誌（医中誌 Web）の 3 つのデータベースを用いて検索を実施した．各データベースとも検索時点（2019 年 9 月 21 日）までの全年代を対象とし，言語による絞り込みも行わなかった．しかし「認知症疾患診療ガイドライン 2017」において 2015 年 4 月までの文献が網羅されているため，本ガイドラインでは，2015 年 5 月以降の文献のみを検討対象とした．2019 年 9 月 21 日以降に発行された論文で，臨床上，特に有用と思われるものについては，執筆委員の合意のもと，Web 調査など，データベース検索以外の方法により文献に追加した．重複データは検索結果をダウンロードした後に突き合わせて削除した．

　文献選択の経過は，CQ ごとに PRISMA 声明（Preferred Reporting Items for Systematic Reviews and Meta-Analyses：The PRISMA Statement. PLoS Med 2009：6（7）：e1000097.）のフローダイアグラムを改変したフローチャートを用いて各 CQ の文献の後に提示した．検索のブロック構造と検索履歴，構造化抄録については，本ガイドラインの末尾に別掲した．

2. レビューの方法

　本ガイドラインの作成にあたって，収集された「認知症と MCI の人およびその家族介護者への支援・非薬物的介入」の論文に関し，構造化抄録を作成したうえでステートメントと解説を作成した．具体的には，系統的レビュー委員によって構成されるチームが構造化抄録を作成し，エビデンスの質の評価を行った．その後，エビデンスの質に基づき執筆委員による

88002-121 JCOPY

委員会で推奨レベルを決定した．エビデンスレベル，推奨レベルについては，委員の8割以上の賛同が得られるまで合議と修正を繰り返し，解説文を加えてガイドラインのコンセンサスとした．

このようにして作成した草稿は外部査読委員による査読の後，執筆委員で再度討議し，ステートメントと解説文の修正を行った．また，必要な場合は執筆委員の合意のもと，Web調査などにより再度文献を追加した．この後，2022年2月1日〜10日まで，日本老年医学会ならびに日本認知症予防学会の協力を得てパブリックコメントを募集し，寄せられた意見について検討し，内容の修正を行って最終的なガイドラインとした．

3. エビデンスレベルと推奨度

以下の表1，表2の内容のようにエビデンスレベルと推奨度の記載を行った．

表1　エビデンスレベルの分類

エビデンスレベル	内　容
1	SR/RCT のメタ解析
2	1つ以上の RCT
3	非 RCT
4	分析疫学的研究（コホート研究 / 症例対照研究 / 横断研究）
5	記述研究（症例報告 / ケース・シリーズ）
6	患者データに基づかない専門委員会や専門家個人の意見

SR：Systematic Review（系統的レビュー），RCT：Randomized Controlled Trial（ランダム化比較試験）

表2　推奨の強さの分類

推奨の強さ	内　容
強　い	推奨する
弱　い	提案する
な　し	明確な根拠がない

推奨の強さは，エビデンスレベルとエビデンスの統一性により決定した．複数のエビデンスの内容が概ね一致している場合を「推奨する」とし，短期的な効果やいくつかの側面に関する効果のみが確認されている場合や，全体的な効果が確認されている報告もあるが SR やランダム化比較試験（Randomized Controlled Trial：RCT）で評価が両端に割れており，効果があるとするものとないとするものが混在している場合を「提案する」として記載した．

4. 編集と執筆の独立性

　本ガイドラインの作成は，2019年度（平成31年度）厚生労働科学研究補助金・長寿科学政策研究事業〔認知症の人に対する生活機能及び活動維持・向上に資する効果的なリハビリテーションプログラムの策定に関する研究（JPMH19GA0301）〕の一環として行ったが，研究費の提供元の見解はガイドラインの内容に一切の影響を及ぼさない．委員はすべて「認知症と軽度認知障害の人および家族介護者への支援・非薬物的介入ガイドライン2022」に関し，認知症とMCIの医療・医学の専門家あるいは専門医として，科学的および医学的の公正さと妥当性を担保し，対象となる疾患や病態の診療・ケアの質の向上と対象者の健康長寿の延伸および症状の進行予防・改善，人生・生活の質（Quality of Life：QOL）の向上を旨として作成に携わった．

5. 本ガイドラインの活用にあたって

　本ガイドラインは「認知症とMCIの人およびその家族介護者」を対象としているが，認知症やMCIの人の原因は様々である．また，今回検討対象とした期間以外のエビデンスについては言及していない．このため，本ガイドラインで示されたCQ以外の介入や原因疾患別の介入，検討対象期間以前のエビデンスなどについては，他のガイドラインまたは過去のガイドラインなども参照されたい．一般的に診療ガイドラインは，対象者の治療方針や介入方針に関し，最適な選択をする際の1つの手がかりとして用いられるものであり，序文でも述べたように，治療や介入の方針・意思決定を強制あるいは制約するものではない．実際の治療やケアが本ガイドラインの推奨と異なる方針となることもあり得ることであり，治療者は，認知症の原因となっている疾患，症状とその程度，病期，対象者本人の意志や考え方，対象者と介護者との関係，環境など，様々な要素を勘案し，当事者とよく話し合ったうえで，個々に適した治療法を選んでいくべきである．また，認知症の診療やケアは大変個別性の高い領域であり，高いエビデンスを出すために条件を統制することが困難な分野でもある．したがって，本ガイドラインに示されたような最新のエビデンスを治療やケアに取り入れることを前提としながらも，エビデンスがなければ，あるいは，推奨度が低ければ無意味な対応であると短絡的に考えるのではなく，エビデンスとして取り上げられにくい症例報告や個々の経験などについても十分に考慮し，自らが知見を積み重ねる努力を継続しながら，多職種が協働し，治療やケアに取り組むべきである．

6. 資金源および利益相反（Conflict of Interest：COI）

　委員会出席のための交通費の費用は，上記のごとく，2019年度（平成31年度）厚生労働科学研究補助金からの支払いを行ったが，原稿作成や会議参加についての委員・執筆協力者への報酬は支給していない．

　以下の基準で，外部査読委員を含む委員のメンバーおよび執筆協力者全員から，2019年1月1日から2021年12月31日までの期間の利益相反状況の申告を得た．役員・顧問職の報酬など（一つの企業・団体から支払われた総額が年間100万円以上），株の保有とその

88002-121　JCOPY

株式から得られる利益(一つの企業の 1 年間の利益が 100 万円以上または当該全株式の 5 ％以上の保有),特許権使用料として支払われた報酬(一つの特許使用料が年間 100 万円以上),講演料(一つの企業・団体から支払われた講演料・日当が年間合計 50 万円以上),原稿料(一つの企業・団体から支払われた講演料・日当が年間合計 50 万円以上),研究費(一つの臨床研究に対して支払われた総額が年間合計 100 万円以上),奨学(奨励)寄附金(一つの企業・団体から支払われた申告者個人または申告者が所属する講座・分野あるいは研究室に支払われた総額が年間合計 100 万円以上),企業などが提供する寄付講座(金額を問わず寄付講座に所属している場合),その他の報酬(一つの企業・団体から受けた研究費とは直接関係しない旅行や贈答品などの報酬が年間合計 5 万円以上).

　上記申告の結果,申告された企業名は以下の通りである(50 音順).なお,中立の立場にある出版社や団体は含んでいない.利益相反の扱いに関しては,日本医学会利益相反委員会「臨床研究の COI マネージメントに関するガイドライン」に従い,申告を行った委員は推奨度決定の判定に加わらないよう「COI マネジメント」を行った.

　　　エーザイ株式会社
　　　クラシエ株式会社
　　　第一三共株式会社
　　　武田薬品工業株式会社
　　　博報堂

7. 本委員会委員,執筆協力者への謝辞

　本ガイドラインの作成に関し,多大なるご協力をいただいたガイドライン作成委員会の委員と執筆協力者の方々に深謝するとともに,文献検索を実施し,検索に関する記載について多くのご指導を下さった諏訪敏幸氏,ならびに,査読を通じて貴重なご意見を寄せて下さった外部査読委員,およびパブリックコメントを寄せて下さった日本老年医学会と日本認知症予防学会の会員の皆様に改めて感謝する.

令和 4 年 9 月 30 日
　　　　　　　　　　認知症と軽度認知障害の人および家族介護者への支援・非薬物的介入
　　　　　　　　　　ガイドライン 2022 作成委員会
　　　　　　　　　　　　　　　委員長　大沢 愛子

略語一覧

略語	英語		和文
AAC	Augmentative and Alternative Communication		拡大・代替コミュニケーション
AD	Alzheimer's Disease		アルツハイマー型認知症
ADL	Activities of Daily Living		日常生活活動
BDNF	Brain-Derived Neurotrophic Factor		脳由来神経栄養因子
BPSD	Behavioral and Psychological Symptoms of Dementia		認知症の行動・心理症状
COI	Conflict of Interest		資金源及び利益相反
CQ	Clinical Question		臨床的疑問
CST	Cognitive Stimulation Therapy		認知刺激療法
IADL	Instrumental Activities of Daily Living		手段的日常生活活動
J-MINT	Japan-multimodal Intervention Trial for Prevention of Dementia		認知症予防を目指した多因子介入によるランダム化比較研究
MCI	Mild Cognitive Impairment		軽度認知障害
MSSE	Multisensory Stimulation Environment		多感覚刺激環境
PICO	P	Patients, Problem, Population	介入を受ける対象
	I	Interventions	Pに対して行うことを推奨するかどうか検討する介入の選択肢
	C	Comparisons, Controls, Comparators	Iと比較検討したい介入
	O	Outcomes	I/Cで設定した介入を行った結果として起こり得るアウトカム事象(転帰事象)
PPA	Primary Progressive Aphasia		原発性進行性失語
QOL	Quality of Life		人生・生活の質
RCT	Randomized Controlled Trial		ランダム化比較試験
RO	Reality Orientation		現実見当識訓練
SR	Systematic Review		系統的レビュー

88002-121 JCOPY

Clinical Question と
ステートメント・解説

認知症とMCIの人に対する支援・非薬物的介入（言語・コミュニケーション）

CQ 1-1	認知症の言語・コミュニケーション障害に対して，認知刺激療法（CST）や多感覚刺激環境（MSSE）などの訓練を行うことは有効か？

ステートメント	認知症の言語・コミュニケーション障害に対して認知刺激療法（CST）や多感覚刺激環境（MSSE）などの訓練を行うことは，言語機能を改善させる直接的な効果は乏しいが，コミュニケーションの基盤を安定させ，他者との関わりによってもたらされる人生・生活の質（QOL）や社会性を高めるために有効であり，実施することを提案する．

> エビデンスレベル：2，推奨レベル：弱い

CQ 1-2	言語障害を主症状とする認知症の喚語困難や語の理解障害に対して，語の意味に焦点をあてた言語・コミュニケーション訓練を行うことは有効か？

ステートメント	原発性進行性失語（PPA）など言語障害が主な症状である認知症の場合，喚語困難や語の理解障害に対して語の意味に焦点をあてた言語・コミュニケーション訓練を行うことは，即時的・短期的には効果を示す可能性があり，実施することを提案する．

> エビデンスレベル：1，推奨レベル：弱い

88002-121 JCOPY

**CQ
1-3**　認知症の人や家族に対して，早期から言語聴覚士が専門的に進行段階に応じた拡大・代替コミュニケーション（AAC）を含めた支援を行うことは有効か？

ステートメント　認知症の人や家族に対して，早期から言語聴覚士が専門的に進行段階に応じた拡大・代替コミュニケーション（AAC）を含めた支援を行うことは，コミュニケーション環境が調整され，家族介護者の介護負担の軽減につながるため，実施することを提案する．

エビデンスレベル：1，推奨レベル：弱い

 ## 解説

Clinical Question（CQ）1-1 から CQ1-3 については 809 件の文献が検索され，うち該当文献 14 件（構造化抄録を参照）をもとに推奨を検討した．

1. 認知症と言語・コミュニケーション障害

コミュニケーションは多面的で多機能的なものであり，言語・コミュニケーション訓練の効果を検証する際には，言語機能に加えてコミュニケーションの基礎となる認知機能との関連や，本人と他者との相互的かかわりによる社会性，人生・生活の質（Quality of Life：QOL）の観点が必要となる．

コミュニケーションは，言語，注意，記憶，遂行機能などの複数の認知機能を駆使して言語情報や非言語情報を統合して意図や推論を行う作業である．認知症の症状には，失語が主症状となる場合とならない場合とがあるが，失語がない場合でも，多彩な認知機能障害を呈する認知症においては，コミュニケーション障害が多かれ少なかれ出現する．コミュニケーション障害は，認知症と MCI の人と家族介護者の負担となり QOL 低下の要因となるため，言語・コミュニケーションに対する系統的な評価や訓練が必要である．このような理由から，本ガイドラインでも言語・コミュニケーションに関する CQ を設定した．

2. 認知症と MCI の人に対する言語・コミュニケーション訓練のエビデンス

認知症に対する訓練のうちエビデンスの集積が進むものとして，認知刺激療法（Cognitive Stimulation Therapy：CST）[10,11,12]や多感覚刺激環境（Multisensory Stimulation Environment：MSSE）[8,11]がある．CST は現実見当識訓練（Reality Orientation：RO）を起源とし，軽度から中等度の認知症に対して，集団において，言語・コミュニケーションを介する様々な認知機能を含むアクティビティを一定期間継続して行い，言語やコミュニケーションを通して社会性と認知機能全般を賦活化する[9]．ランダム化比較試験（Randomized Controlled Trial：RCT）によると，CST は他者とのかかわりやコミュニーケーション基盤の安定により，QOL の改善につながると報告されている[9,10,12]．CST の実施においては，認知症の人とその家族介護

者が苦痛を感じることなく，その人らしくポジティブな心理状態を維持できるようにパーソンセンタード・アプローチを基本とする[5,10]．MSSE は CST の対象者と比べて重度の認知症を対象としており，照明，触感，音楽，リラックス効果のある香りなどによって視覚，触覚，聴覚，味覚，嗅覚などの多感覚に刺激を与える方法で，不安や混乱などの行動・心理症状の軽減に有用であるとの非 RCT の報告がある[8]．ただし，MSSE はスヌーズレン室（Snoezelen Room）という特殊な環境で実施するため，準備のための場所や費用を要し簡便に実施できるものではないことに加え，報告は全て海外からのものであり，本邦で認知症に対する系統的な実施報告がないことに注意が必要である．

　原発性進行性失語（Primary Progressive Aphasia：PPA）など言語障害が主な症状である認知症の場合，意味に焦点を当てた訓練の即時的，短期的効果が Systematic Review（SR）によって報告されているが[1,2]，意味障害型 PPA での汎化は認められず，言語機能を含む認知機能を改善させる効果は乏しい[1]．ただし，意味訓練効果はいずれの PPA タイプでも持続しており，非流暢型とロゴペニック型では訓練語を日常生活で活用できるという汎化が起こる可能性が指摘されている[1]．また，喚語に関する呼称訓練は，PPA に対して即時的効果があり，その効果は持続するが，汎化の有効性の根拠は少なかった[2]．意味訓練効果の維持パターンは PPA のサブタイプには影響されず，むしろ継続的な練習，治療期間，セッションの頻度などの他の要因に影響されるようである[2]．これらのことから PPA に対する言語訓練は，症状や病型，訓練の内容や頻度に留意し，目的を明確にしたうえで訓練を選択することが望ましい．

　認知症に対する言語・コミュニケーション訓練の報告全般において，言語機能そのものの改善効果に関するエビデンスはほとんど示されていない．しかしながら，数は多くないものの，SR[7]や症例報告[3]によれば，早期から言語聴覚士が観察と評価を組み合わせて日常の言語活動を把握し，拡大・代替コミュニケーション（Augmentative and Alternative Communication：AAC）を含めた支援を継続すれば，社会的孤立を予防でき[7]，介護負担の軽減にもつながる可能性がある[3,7]．また，言語障害に対して，直接的な言語・コミュニケーション訓練ではなく，間接的な治療的介入や薬物療法と組み合わせて介入を行う方法もある．検索された文献が少なく，現時点では言語機能の改善に対する明確な効果は確認されていないが，音楽療法と薬物療法を組み合わせた介入で言語コミュニュケーションへの効果はみられなかったが，抑うつや食欲の指標が改善したという報告もある[4]．非薬物療法についての知見を集約した本ガイドラインでは，原則として薬物療法に関する論文は除外しているが，言語・コミュニケーション障害を有する場合，抑うつなどの精神機能の低下や QOL の低下，あるいは介護負担の増大などをきたす可能性があり，間接的な介入の効果や薬物療法を含む複数の介入の組み合わせに関する効果について，今後の総合的な報告が待たれる．

　一方，MCI に対する言語・コミュニケーション障害や訓練に関する知見は乏しく，今後のエビデンスの蓄積が必要である．一般に質の高い RCT やメタ解析を実施するためには，対象や介入方法，介入頻度，評価，症状の重症度・程度などが統制される必要がある．しかし，認知症や MCI は症状の個別性が大きく，特に言語機能は環境や文化，知的機能などに左右されるため，通常のリハビリテーションにおいては，認知症の重症度，環境要因，個人

88002-121 JCOPY

因子を個別に評価し，対象者に適した具体的な手法をテーラーメードに選択する．したがって，本領域においては，従来型のエビデンスを出すことが困難であるという背景のもと，RCT やメタ解析に基づくエビデンスだけが全てでないことに留意し，様々な個別性を有する個々の原著論文や症例報告も参照しながら，症状や環境に適した介入が選択されることが望ましい．

📖 引用文献

1）Cadório I, Lousada M, Martins P, et al. Generalization and maintenance of treatment gains in primary progressive aphasia（PPA）：a systematic review. Int J Lang Commun Disord. 2017；52（5），543-560.

2）Croot K. Treatment for lexical retrieval impairments in primary progressive aphasia：a research update with implications for clinical practice. Semin Speech Lang. 2018；39（3），242-256.

3）藤田 郁代．原発性進行性失語の評価と介入．音声言語医学．2016；57（4），372-381.

4）Giovagnoli AR, Manfredi V, Schifano L, et al. Combining drug and music therapy in patients with moderate Alzheimer's disease：a randomized study. Neurol Sci. 2018；39（6），1021-1028.

5）Klimova B, Maresova P, Valis M, et al. Alzheimer's disease and language impairments：social intervention and medical treatment. Clin Interv Aging. 2015；10, 1401-1407.

6）Lin H-C, Yang Y-P, Cheng W-Y, et al. Distinctive effects between cognitive stimulation and reminiscence therapy on cognitive function and quality of life for different types of behavioural problems in dementia. Scand J Caring Sci. 2018；32（2），594-602.

7）Marshall CR, Hardy CJD, Volkmer A, et al. Primary progressive aphasia：a clinical approach. J Neurol. 2018；265（6），1474-1490.

8）Maseda A, Cibeira N, Lorenzo-López L, et al. Multisensory stimulation and individualized music sessions on older adults with severe dementia：effects on mood, behavior, and biomedical parameters. J Alzheimers Dis. 2018；63（4），1415-1425.

9）Orgeta V, Leung P, Yates L, et al. Individual cognitive stimulation therapy for dementia：a clinical effectiveness and cost-effectiveness pragmatic, multicentre, randomised controlled trial. Health Technol Assess. 2015；19（64），1-108.

10）Orrell M, Yates L, Leung P, Kang S, et al. The impact of individual Cognitive Stimulation Therapy（iCST）on cognition, quality of life, caregiver health, and family relationships in dementia：a randomised controlled trial. PLoS Med. 2017；14（3）：e1002269.

11）Sánchez A, Maseda A, Marante-Moar MP, et al. Comparing the effects of multisensory stimulation and individualized music sessions on elderly people with severe dementia：a Randomized Controlled Trial. J Alzheimers Dis. 2016；52（1），303-315.

12）Young DK-W, Ng PY-N, Kwok T, et al. The effects of an expanded cognitive stimulation therapy model on the improvement of cognitive ability of elderly with mild stage Dementia living in a community：a randomized waitlist controlled trial. Aging Ment Health. 2019；23（7），855-862.

📖 参考文献

1）García-Casal JA, Goñi-Imizcoz M, Perea-Bartolomé MV, et al. The Efficacy of Emotion Recognition Rehabilitation for People with Alzheimer's Disease. J Alzheimers Dis. 2017；57（3），937-951.

2）Garlinghouse A, Rud S, Johnson K, et al. Creating Objects with 3D Printers to Stimulate Reminiscing in Memory Loss：A Mixed-method Feasibility Study. Inform Health Soc Care. 2018；43（4），362-378.

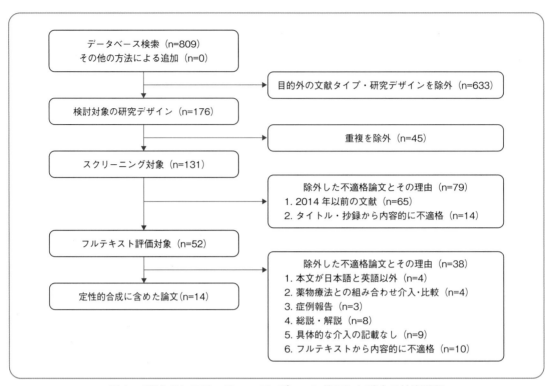

図1 CQ1 のシステマティックレビューに使用した論文の抽出過程

88002-121 JCOPY

2 認知症とMCIの人に対する支援・非薬物的介入（言語・コミュニケーション以外）

認知症やMCIの人に対して，筋力トレーニングや有酸素運動などを含む複合的な運動プログラムを行うことは有効か？

ステートメント

認知症やMCIの人に対して筋力トレーニングや有酸素運動などを含む複合的な運動プログラムを行うことは，筋力やバランス，心肺機能，移動能力，歩行などの身体的な能力を高め，転倒リスクを減少させるために有効であり，実施することを推奨する．

エビデンスレベル：1，推奨レベル：強い

ステートメント

複合的な運動プログラムの認知機能や認知症の行動・心理症状（BPSD）全体に関する改善や進行予防効果に関しては，介入条件や評価方法が統制された長期的な検証が少なく評価が分かれるが，持続性の注意や精神運動速度，抑うつ，アパシーなどが改善するという報告があり，実施することを提案する．

エビデンスレベル：1，推奨レベル：弱い

 解説

Clinical Question（CQ）2-1 から CQ2-4 については 19,825 件の文献が検索され，これにデータベース検索以外に同定された 12 件の文献を加えた 19,837 件の文献のうち，該当文献153 件（構造化抄録を参照）をもとに推奨を検討した．

1．身体機能に対する運動療法のエビデンス

認知症や軽度認知障害（Mild Cognitive Impairment：MCI）の人に対する運動療法に関し，筋力やバランス，歩行などの身体機能，心肺機能，移動能力の向上の効果については，3 ヶ月から 15 ヶ月程度の介入に関する Systematic Review（SR）やランダム化比較試験（Randomized Controlled Trial：RCT）が多く報告されている[7, 13, 17, 38, 51, 55, 71, 96, 103, 120]．いくつかの RCT によると，運動の方法としては筋力トレーニング（筋トレ）などの単独の運動よりも有酸素運動と筋トレの組み合わせ[7]や，筋トレ，社会活動，有酸素運動などを含む複合的な運動プログラム[38, 62]の方がより効果を得やすい可能性がある．複数の RCT で日常生活活動（Activities of Daily Living：ADL）に対する効果や[8, 36, 38, 53, 55, 56, 76, 105, 120]，バランス機能に対する効果[103]について言及され，SR，メタ解析，RCT などで転倒リスクを減少させる効果も報告されて

いる[15, 56, 76, 82].転倒率の減少や ADL の改善に関する効果が確認できなかったという SR もあるが[21, 39, 51]，それらの報告でも身体機能の改善に関しては強いエビデンスが確認されており，運動によってサルコペニアの予防[37]につながる可能性も示されていることから，認知症の重症度にかかわらず身体機能の維持・向上を目指した運動の継続が望ましい．ただし，認知症に関するほとんどの報告がアルツハイマー型認知症（Alzheimer's Disease：AD）を対象としていることには留意すべきであり，認知症のタイプによって運動療法の効果が異なる可能性も指摘されているため[107]，AD 以外の認知症に対する効果については今後の検証が待たれるところである．

2. 認知機能と BPSD に対する運動療法のエビデンス

運動による認知機能の改善に関しては，認知機能が改善する[17, 34, 38, 46, 60, 99, 120]，あるいは認知機能の低下を抑制するという報告[7]と，改善しない[16, 23, 24, 51, 52, 71, 106]という報告の両者がみられ，SR でも評価の分かれるところである[16, 35, 59, 79].全体的に，改善がみられやすい機能としては持続性の注意や精神運動速度があげられ，改善のみられにくい機能には記憶や遂行機能があげられる．また，地域在住認知症高齢者や MCI では比較的改善しやすく，施設入所中の認知症の人には改善の報告が少ないことから，運動が認知機能に与える効果に関しては，運動によって賦活されやすい脳の部位や機能，認知症の重症度，環境などが関連している可能性がある．

認知症の行動・心理症状（Behavioral and Psychological Symptoms of Dementia：BPSD）に対する効果としては，BPSD が改善したという SR[31, 120]や RCT[17]があり，BPSD は改善しなくても抑うつが改善したという報告や[22]，焦燥を改善させ得るという報告もある[103].ただし，抑うつについては改善を認めなかったという RCT[9, 71]や SR[31]もあり，アパシーの改善も短期的であり 1 年後の持続は認められなかった[109].

3. 認知症と MCI の人に対する運動療法介入

総じて，認知症や MCI の人に対する運動療法の論文では神経心理学的評価の不足や介入方法・期間が統一されておらず[16]，かつ，短期間だけの介入にとどまっているものがほとんどであり，長期的な効果は現時点では不明である．また，介入期間中の転倒事故などについても十分な情報は得られず，費用対効果についてもほとんど検証されていない[112].しかし，身体機能の維持・改善や転倒予防，ADL の維持に関しては概ね良好な結果を得ており，MCI 高齢者では中等度の運動と海馬の体積が関連しているとの横断研究[64]や運動誘発性の脳由来神経栄養因子（Brain-Derived Neurotrophic Factor：BDNF）などの生体分子が神経保護に働くという SR[102]の報告などを考慮すると，認知症や MCI の人に対する運動療法は認知機能に対しても有用である可能性がある．ただし，施設入所者に対し社会活動の参加を促す介入と比較して，単純な運動介入だけでは 6 ヶ月後の ADL や手段的日常生活活動（Instrumental Activities of Daily Living：IADL）が大幅に低下したとの RCT もあり[64]，認知症や MCI の人が置かれている環境にも配慮し，社会活動に繋がるような複合的な運動プログラムの提供が大切である．また，目標設定，社会的支援，信頼できる情報源の利用は有望なアプローチで

88002-121 JCOPY

あるものの，認知症の人の身体活動介入へのアドヒアランスを向上させることが期待できる手法はなかったという報告もあり[75]，運動の実施や継続においては介護者の支援と協力が必要である．

　認知症と MCI の人では非薬物療法の目的や効果が異なっている可能性があり，両者を分けた介入や分析は今後の課題である．また認知機能に対する効果に関し，プログラムへの参加率や運動強度との関係も指摘されており[11, 39, 105]，これまでのエビデンスに加え，介入中の転倒などの有害事象や脱落率・参加率などにも配慮し，介入方法と期間，評価方法，主要アウトカム，病態，重症度，環境などが統一された長期的な介入効果に関するエビデンスが蓄積されることを期待する．

CQ 2-2	認知症や MCI の人に対して，認知訓練と運動の両者を含む多因子介入を行うことは有効か？
ステートメント	認知症や MCI の人に対して認知訓練と運動を含む多因子介入を行うことは，認知機能や運動機能，ADL の維持・改善のために有効であり，実施することを推奨する．

エビデンスレベル：1，推奨レベル：強い

 解説

1.　認知症や MCI の人に対する認知訓練と運動の両者を含む多因子介入のエビデンス

　認知症や軽度認知障害（Mild Cognitive Impairment：MCI）の人に対して認知訓練と運動の両者を含む多因子介入を行うことは，歩行速度やバランス機能の改善だけでなく[36, 94, 103]，集中力などの注意機能を含む全体的な認知機能の改善に関しても複数の Scoping Review[87]，ランダム化比較試験（Randomized Controlled Trial：RCT）[77, 94]，メタ解析[45]がある．心身機能に対する働きかけにより気分が改善するという報告[45]もあり，日常生活活動（Activities of Daily Living：ADL）の維持や改善にも効果的である[45, 77]．外来での 3 年間の介入に関する RCT では，認知訓練と運動を含む多因子介入は 3 年目までの ADL の維持と 2 年目までの手段的日常生活活動（Instrumental Activities of Daily Living：IADL）の維持に有効であった[72]．また地域在住の MCI に対する認知訓練と運動を含む多因子介入により左内側側頭葉萎縮が軽減したという RCT[94]もあり，心身に対する働きかけは脳の形態にも良い影響を与える可能性がある．認知機能や認知症の行動・心理症状（Behavioral and Psychological Symptoms of Dementia：BPSD）に対する長期効果は不明であるが，全体として運動機能，認知機能，ADL の悪化を認めたという報告はなく，有効である可能性が高い．

2. 栄養や生活習慣の改善を含む認知症予防のための多因子介入研究

　近年，MCIや認知症の発症リスクが高い地域在住高齢者集団に対して，認知機能の維持・改善を目的として，認知訓練と運動に加え，栄養や生活習慣の改善を視野に入れた多因子介入が行われたが[74,90]，さらにそれを発展させ，人種やライフスタイル，文化の異なる設定で，世界的規模の介入研究が実施されている[89,101]．これまでのRCTの結果によると，多因子介入に多価不飽和脂肪酸を付加することの効果は確認されなかったが[2]，認知・運動・栄養・血管リスク管理を含む2年間の多因子介入により記憶や遂行機能を含む認知機能の改善が示されている[74,90]．現在，日本でも認知症のリスクのある高齢者(MCIを含む)を対象として，生活習慣病管理，認知訓練，運動，栄養の複合的介入を行う多因子介入（オープンラベルランダム化比較試験 Japan-multimodal Intervention Trial for Prevention of Dementia：J-MINT）[89,101]が実施され，多因子介入による認知機能障害の進行抑制について検証中である．

CQ 2-3

認知症やMCIの人に対して，音楽療法を行うことは有効か？

ステートメント

認知症やMCIの人に対して音楽療法を含むプログラムを行うことは，認知機能や認知症の行動・心理症状（BPSD），気分障害などを軽減するために有効で，回想法や二重課題，運動，余暇活動との組み合わせにより，精神的ウェルビーイングの向上や注意機能，視空間認知機能などの認知機能の改善に有用であることも示されており，実施することを提案する．

エビデンスレベル：1，推奨レベル：弱い

 解説

1. 認知症やMCIの人に対する音楽療法のエビデンス

　音楽療法は，認知症の行動・心理症状（Behavioral and Psychological Symptoms of Dementia：BPSD）や気分障害の軽減を目的に，アロマセラピーと並び最もよく研究されている非薬物療法である[78]．日本音楽療法学会によると，音楽療法は「音楽のもつ生理的，心理的，社会的働きを用いて，心身の障害の軽減回復，機能の維持改善，生活の質の向上，問題となる行動の変容などに向けて，音楽を意図的,計画的に使用すること」と定義されている．米国では「音楽療法士による」という条件があり，音楽療法士や音楽教師が提供する音楽療法の効果が報告されているが[27]，日本では，音楽療法の提供にあたり，現時点でそのような条件はない．また，認知症や軽度認知障害（Mild Cognitive Impairment：MCI）の人に関連する研究で用いられる音楽療法には，受動的（聴取），能動的（歌唱，楽器演奏，制作など），

一方向的，双方向的，個別と集団（少人数，大人数）など様々に異なる形態が含まれ，改善を目指すべき目標も運動機能，精神機能，BPSD，心理面，人生・生活の質（Quality of Life：QOL）など多様であり，報告されている対象者の認知症の重症度や介入期間も様々である．そのため，同様の条件下での研究の成果を比較・検討するという信頼できるメタ解析が困難であり，メタ解析という条件下でエビデンスの質を担保することが難しい．

これらを前提として本領域のエビデンスを解釈する必要があるが，BPSD や気分障害に対する効果としては，認知症の破局的な行動や不安レベルを改善させたとするメタ解析[18, 58, 111, 117]と Systematic Review（SR）[42, 117]，ランダム化比較試験（Randomized Controlled Trial：RCT）[34, 66, 84]が複数みられ，音楽療法は概ね効果的と考えられる．一方，焦燥行動には同程度の効果があるが，音楽療法よりも多感覚刺激環境（Multisensory Stimulation Environment：MSSE）の方が有意に不安症状を改善したという RCT[91]や，能動的な音楽療法を行っても個別の音楽聴取と同様に BPSD は経時的に緩やかに悪化し，両者に有意差はなかったという RCT[86]もある．

認知機能に及ぼす影響に関しては，注意機能[5, 19, 84]や遂行機能[30]，精神運動速度[30]，視空間認知機能[92]，全般的な認知機能[5, 26, 27, 33, 56]，言語流暢性[5]，記憶や学習[26, 30, 61, 70]などを改善または維持させるという RCT や SR があるが，エビデンスレベルは高くない[70]．これまでの多くのメタ解析では認知機能を改善させる明確な根拠は確認されていなかったが[33, 78, 110, 111]，近年，音楽療法により有意に認知機能が改善したというメタ解析と SR が発表された[28, 50]．また条件が統制された RCT も報告され，活動において音楽を利用することの有効性が示されており，今後の展開が期待される[26]．

音楽療法が能動的か受動的かに関しては，対象者と実施者の間での双方向性の作用が生じたときに音楽療法が破局的行動や不安に効果的であったというメタ解析や[117]，音楽療法の専門家による能動的および能動的・受動的アプローチが認知機能の改善に有効であったというレビュー[27]がある一方，認知機能に対する効果は通常のケアと差がないが，焦燥や行動障害，不安の軽減には双方向的より受動的な音楽療法が効果的であったとのメタ解析もあり[110]，介入の目的や病状などによって効果が異なる可能性がある[50]．

2. 音楽療法と他の非薬物療法との組み合わせに関するエビデンス

単独の音楽療法の効果に対する評価はまだ一定しないが，音楽療法と回想法を組み合わせることにより記憶の低下した認知症の人の精神的ウェルビーイングが向上したとの報告[43]や，有意ではないものの MCI で認知機能の改善がみられたとする報告[62]がある．また，音楽を用いた二重課題による注意機能や焦燥の改善[19]，音楽を用いた身体運動による視空間認知機能および ADL の改善と脳萎縮の進行抑制[92]など，音楽療法と他の非薬物療法を組み合わせた効果についての報告が増えており，ダンス，運動，ビデオゲーム，アートなどと音楽を組み合わせて効果を検証する必要性も指摘されている[26, 30]．

ADL に関しては，改善は認めなかったとする RCT[61]がある一方，音楽を用いた運動を実施した群では海馬の萎縮の抑制と ADL の維持に効果を認めたという RCT[92]がある．

3. 音楽療法に関する今後の展望

　音楽療法は海外では広く認められ，米国における Medicare でのカバーなど，多くの先進諸国では公的扶助の対象となっている．しかし，我が国では音楽療法士は国家資格ではなく，音楽療法も診療報酬の対象ではない．エビデンスレベルの規定上，現時点では音楽療法は「弱い推奨」にとどまっているが，人の精神や感情に多くの影響を与える音楽や芸術[62, 93]を適切に認知症の予防や治療・ケアに使用することについて，今後は，対象や内容，目的が統一された条件で介入が実施されることが望ましい．また，メタ解析の限界を理解し，エビデンスレベルにかかわらず個々の原著論文の内容を精査することも重要であり，他の非薬物療法との相乗効果や，認知症と MCI を分けての介入，認知症の症状や重症度を統一した介入など，今後のエビデンスの構築が待たれる．

　なお，エビデンスの構築にあたっては，音楽療法の定義や内容について，治療や研究に従事する関連職種が引き続き論議すべきである．今回の文献検索においては，「音楽療法」と明記されていなくても，楽器の使用やダンス，演奏，歌唱など，何らかの意味で音楽療法だと考えられるものは検索に含めたが，「音楽療法」として概念化されていない音刺激や環境音（鳥のさえずりや小川のせせらぎなど）は含めていない．これらを「音楽」に含めるべきか否かは意見の分かれるところであり，このような音やリズムを用いた治療とケアをどのように拾い上げて総合的なエビデンスとするかについて十分な議論がなされているとは言い難く，今後の課題である．

88002-121 JCOPY

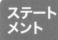

認知症や MCI の人に対して，認知刺激や認知リハビリテーションなどを行うことは有効か？

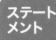

認知症や MCI の人に対して，認知刺激，回想法，現実見当識訓練，コンピューター化された認知プログラムを含む認知刺激や認知リハビリテーションを行うことは，認知機能や認知症の行動・心理症状（BPSD），ウェルビーイング，人生・生活の質（QOL）を短期的に改善・向上させ，または悪化の程度を減じることが示されており，実施することを提案する．

> **エビデンスレベル：1，推奨レベル：弱い**

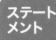

アロマセラピー，指圧・マッサージ，リフレクソロジー，園芸療法，動物介在療法，人形療法，絵画を含む芸術療法などについては報告が十分ではないが，認知機能や認知症の行動・心理症状（BPSD），ウェルビーイングを維持または改善させる可能性が指摘されており，実施することを提案する．

> **エビデンスレベル：2，推奨レベル：弱い**

 解説

1. 認知症と MCI の人に対する認知刺激，認知リハビリテーションのエビデンス

　認知症や軽度認知障害（Mild Cognitive Impairment：MCI）の人に対する認知刺激や認知リハビリテーションは，記憶[4, 41, 47, 48]やワーキングメモリ[41]，全般的認知機能[3, 20, 29, 40, 41, 49, 108]，言語流暢性[3]などの認知機能の改善やウェルビーイングの向上[95]に数週間から最長6ヶ月程度有効であるとする Systematic Review（SR）やランダム化比較試験（Randomized Controlled Trial：RCT）が多く，認知機能の改善や認知機能の悪化の程度を減じることに関して，短期的には概ね有用であると考えられる．施設入所中の認知症高齢者は，地域在住認知症者よりも抑うつ症状の改善が大きかったという報告[40]がある一方，施設入所中の軽度から中等度の認知症の人あるいは地域在住の認知症高齢者に対する認知刺激や認知リハビリテーションでは明らかな認知機能の改善を認めなかったとする RCT[1, 44, 67]もあり，認知症の重症度や環境によって効果が異なる可能性がある．全体的に，記憶機能などの認知機能に改善を認めたとする報告の対象者は MCI か初期の認知症に多く，特に MCI では改善も大きく，維持されやすかった[47]．しかし，多くの場合，長期的な効果は確認されておらず，特に高齢者や施設入所者，中等度以上の認知症，抑うつや認知症の行動・心理症状（Behavioral and Psychological Symptoms of Dementia：BPSD）を合併する場合は改善が得られにくい傾向にあり，介入効果を得るためには，認知症の重症度や生活の場所を考慮した介入が必要である．

　BPSD に対する効果に関する報告は多くないが，アルツハイマー型認知症（Alzheimer's

Disease：AD）の高齢者に対する認知刺激で抑うつ，不安，無関心が軽減したという報告[32]や，軽度 AD で抑うつが有意に改善したという SR[95]，回想法により抑うつが改善したという RCT[29,40]がある．抑うつの改善は施設入所中の認知症高齢者の方が地域在住の認知症高齢者よりも大きかった[40]．現実見当識訓練では抑うつの改善は得られなかったというメタ解析[20]もあり，認知リハビリテーションの手法によって効果が異なる可能性がある．6〜10 ヶ月[40]，あるいは 2 年の回想法を含む長期的な介入では抑うつの改善に効果を認めなかったという RCT[29]や，認知リハビリテーションプログラムの抑うつとウェルビーイングに対する短期的な効果は 6 ヶ月後には維持されなかったとの RCT[95]もあり，心理面に関する長期的な効果は現時点では不明である．

　日常生活活動（Activities of Daily Living：ADL）[47]や手段的日常生活活動（Instrumental Activities of Daily Living：IADL）[10]の改善に関する報告は散見されるものの，エビデンスは十分でない．効果は小規模から中程度であるものの，認知刺激が認知症の人の人生・生活の質（Quality of Life：QOL）の改善に効果的であるとのメタ解析[49]があり，日常生活や QOL への効果に関しては，今後の研究の進展を期待する．

2．認知刺激，認知リハビリテーションを行ううえでの配慮

　認知リハビリテーションの方法として，通常は誤りなし学習が推奨されているが，AD の人に対する試行錯誤型（誤りあり）学習と誤りなし学習，感覚検索付きモデリング学習を比較した RCT[10]や，AD または混合型認知症における試行錯誤型（誤りあり）学習と誤りなし学習の効果の比較に関する RCT[113]では，方法論の違いによる認知機能や IADL の改善に関する有意差は確認されなかった．しかし，認知症の人が試行錯誤型（誤りあり）学習で混乱や不安を生じることはよく経験することであり，認知刺激により妄想が有意に減少したものの異常な運動行動が増加したというコホート研究[12]もある．このため，認知刺激や認知リハビリテーションの実施にあたっては，精神状態や気分に配慮した介入方法の選択が望ましい．また，扱う情報を構造化し圧縮することで記憶の負荷を軽減するチャンキングを利用した初期の AD に対する認知トレーニングではワーキングメモリと全般的な認知機能の有意な改善を示したという RCT[41]もあり，認知症の重症度と記憶方略の選択との関連には検討の余地がある．

3．認知刺激，認知リハビリテーションに対する将来の展望

　近年は，コンピューター化された認知プログラムやバーチャルリアリティ技術を利用したプログラムの報告なども増えており[21,54,59,60,80,97]，今後は，これらの新しい技術を用いた認知リハビリテーションのエビデンスの構築も期待される．

　アロマセラピー[25,69,85,100,116]，指圧・マッサージ・リフレクソロジー[65,69,88,100,114,115]，鍼灸[119]，園芸療法[6,107]，動物介在療法[81,100]，人形療法[73]，動物型ロボット療法[83]，民族レクリエーション[57]，ゲーム[118]，作業療法[15]，絵画を含む芸術療法[62,93,98]などについては認知機能や，興奮，抑うつ，不安などの BPSD，ウェルビーイングを維持または改善させる可能性が指摘されているが，いずれもサンプルサイズが小さく，エビデンスとしては十分でない．

88002-121 JCOPY

　一般に質の高い RCT やメタ解析を実施するためには，対象や介入方法，介入頻度，評価，症状の重症度・程度などが統制される必要がある．しかし，認知症や MCI の人では，症状や環境の個別性が大きく，通常は，認知症の重症度，環境要因，個人因子を個別に評価し，対象者に適した具体的なリハビリテーション手法をテーラーメードに選択している．したがって，様々な個別性を有する個々の原著論文や症例報告の内容にも留意し，エビデンスに配慮しつつも，目的や病状，環境に適した介入が選択されることが望ましい．また，本ガイドラインは「支援と非薬物的介入」を主なテーマとして扱ったため，原則，薬物療法に関するエビデンスは収集していないが，認知症の治療においては非薬物療法と薬物療法の併用が一般的である．今回の検索においても薬物療法を含む文献が散見され[CQ1.1-1.3 文献4, CQ2 文献67, 99, 104, 119]，認知機能やアパシーの改善においては，薬物療法のみと比べ非薬物療法との併用が効果的であるとも報告されている[67, 104, 119]．今後は薬物療法と非薬物療法との比較や，薬物療法と非薬物療法との併用に関する統合的なエビデンスが構築されることを期待する．

📖 引用文献

1) Amieva H, Robert PH, Grandoulier AS, et al. Group and individual cognitive therapies in Alzheimer's disease: the ETNA3 randomized trial. Int Psychogeriatr. 2016; 28(5), 707-717.

2) Andrieu S, Guyonnet S, Coley N, et al. Effect of long-term omega 3 polyunsaturated fatty acid supplementation with or without multidomain intervention on cognitive function in elderly adults with memory complaints (MAPT): a randomised, placebo-controlled trial. Lancet Neurol. 2017; 16(5), 377-389.

3) Bahar-Fuchs A, Martyr A, Goh AM, et al. Cognitive training for people with mild to moderate dementia. Cochrane Database Syst Rev. 2019; 3(3), CD013069.

4) Belleville S, Hudon C, Bier N, et al. MEMO＋: efficacy, durability and effect of cognitive training and psychosocial intervention in individuals with mild cognitive impairment. J Am Geriatr Soc. 2018; 66(4), 655-663.

5) Biasutti M, Mangiacotti A. Assessing a cognitive music training for older participants: a randomised controlled trial. Int J Geriatr Psychiatry. 2018; 33(2), 271-278.

6) Blake M, Mitchell G. Horticultural therapy in dementia care: a literature review. Nurs Stand. 2016; 30(21), 41-47.

7) Bossers WJ, van der Woude LH, Boersma F, et al. A 9-week aerobic and strength training program improves cognitive and motor function in patients with dementia: a randomized, controlled trial. Am J Geriatr Psychiatry. 2015; 23(11), 1106-1116.

8) Bossers WJ, van der Woude LH, Boersma F, et al. Comparison of effect of two exercise programs on activities of daily living in individuals with dementia: a 9-week randomized, controlled trial. J Am Geriatri Soc. 2016; 64(6), 1258-1266.

9) Boström G, Conradsson M, Hörnsten C, et al. Effects of a high-intensity functional exercise program on depressive symptoms among people with dementia in residential care: a randomized controlled trial. Int J Geriatr Psychiatry. 2016; 31(8), 868-878.

10) Bourgeois J, Laye M, Lemaire J, et al. Relearning of activities of daily living: a comparison of the effectiveness of three learning methods in patients with dementia of the Alzheimer type. J Nutr Health Aging. 2016; 20(1), 48-55.

11) Brini S, Sohrabi HR, Peiffer JJ, et al. Physical activity in preventing Alzheimer's disease and cognitive decline: a narrative review. Sports Med. 2018; 48(1), 29-44.

12) Brunelle-Hamann L, Thivierge S, Simard M. Impact of a cognitive rehabilitation intervention on neuropsychiatric symptoms in mild to moderate Alzheimer's disease. Neuropsychol Rehabil. 2015; 25(5), 677-707.

13) Bürge E, Berchtold A, Maupetit C, et al. Does physical exercise improve ADL capacities in people over 65 years with moderate or severe dementia hospitalized in an acute psychiatric setting? A multisite randomized clinical trial. Int Psychogeriatr. 2017; 29(2), 323-332.

14) Burton E, Cavalheri V, Adams R, et al. Effectiveness of exercise programs to reduce falls in older people with dementia living in the community: a systematic review and meta-analysis. Clin Interv Aging. 2015; 10, 421-434.

15) Callahan CM, Boustani MA, Schmid AA, et al. Targeting functional decline in Alzheimer disease: a randomized trial. Ann Intern Med. 2017; 166(3), 164-171.

16) Cammisuli DM, Innocenti A, Fusi J, et al. Aerobic exercise effects upon cognition in Alzheimer's Disease: A systematic review of randomized controlled trials. Arch Ital Biol. 2018; 156(1-2), 54-63.

17) Cancela JM, Ayán C, Varela S, et al. Effects of a long-term aerobic exercise intervention on institutionalized patients with dementia. J Sci Med Sport. 2016; 19(4), 293-298.

18) Chang YS, Chu H, Yang CY, et al. The efficacy of music therapy for people with dementia: A meta-analysis of randomised controlled trials. J Clin Nurs. 2015; 24(23-24), 3425-3440.

19) Chen YL, Pei YC. Musical dual-task training in patients with mild-to-moderate dementia: a randomized controlled trial. Neuropsychiatr Dis Treat. 2018; 14, 1381-1393.

20) Chiu HY, Chen PY, Chen YT, et al. Reality orientation therapy benefits cognition in older people with dementia: A meta-analysis. Int J Nurs Stud. 2018; 86, 20-28.

21) Coyle H, Traynor V, Solowij N. Computerized and virtual reality cognitive training for individuals at high risk of cognitive decline: systematic review of the literature. Am J Geriatr Psychiatry. 2015; 23(4), 335-359.

22) de Souto Barreto P, Demougeot L, Pillard F, et al. Exercise training for managing behavioral and psychological symptoms in people with dementia: A systematic review and meta-analysis. Ageing Res Rev. 2015; 24(Pc B), 274-285.

23) de Souto Barreto P, Cesari M, Denormandie P, et al. Exercise or social intervention for nursing home residents with dementia: a pilot randomized, controlled trial. J Am Geriatr Soc. 2017; 65(9), E123-E129.

24) de Souto Barreto P, Demougeot L, Vellas B, et al. Exercise training for preventing dementia, mild cognitive impairment, and clinically meaningful cognitive decline: a systematic review and meta-analysis. J Gerontol ABiol Sci Med Sci. 2018; 73(11), 1504-1511.

25) Dimitriou TD, Tsolaki M. Evaluation of the efficacy of randomized controlled trials of sensory stimulation interventions for sleeping disturbances in patients with dementia: a systematic review. Clin Interv Aging. 2017; 12, 543-548.

26) Doi T, Verghese J, Makizako H, et al. Effects of cognitive leisure activity on cognition in mild cognitive impairment: results of a randomized controlled trial. J Am Med Din Assoc. 2017; 18(8), 686-691.

27) Dominguez-Chávez CJ, Salazar-González BC, Murrock CJ. Use of music therapy to improve cognition in older adults with dementia: An Integrative Review. Res Theory Nurs Pract. 2019; 33(2), 183-195.

28) Dorris JL, Neely S, Terhorst L, et al. Effects of music participation for mild cognitive Impairment and dementia: a systematic review and meta-analysis. J Am Geriatr Soc. 2021; 69(9), 2659-2667.

29) Duru Aşiret G, Kapucu S. The effect of reminiscence therapy on cognition, depression, and activities of daily living for patients with Alzheimer disease. J Geriatr Psychiatry Neurol. 2016; 29(1), 31-37.

30) Fang R, Ye S, Huangfu J, et al. Music therapy is a potential intervention for cognition of Alzheimer's Disease: a mini-review. Translational Neurodegeneration. 2017; 6(2), 2.

31) Fleiner T, Leucht S, Förstl H, et al. Effects of short-term exercise interventions on behavioral and psychological symptoms in patients with dementia: a systematic review. J Alzheimers Dis. 2017; 55(4), 1583-1594.

32) Fukushima RLM, do Carmo EG, Pedroso RDV, et al. Effects of cognitive stimulation on neuropsychiatric symptoms in elderly with Alzheimer's disease: A systematic review. Dement Neuropsychol. 2016; 10(3), 178-184.

33) Fusar-Poli L, Bieleninik L, Brondino N, et al. The effect of music therapy on cognitive functions in patients with dementia: a systematic review and meta-analysis. Aging Ment Health. 2018; 22(9), 1097-1106.

34) Giovagnoli AR, Manfredi V, Parente A, et al. Cognitive training in Alzheimer's disease: a controlled randomized study. Neurol Sci. 2017; 38(8), 1485-1493.

35) Guitar NA, Connelly DM, Nagamatsu LS, et al. The effects of physical exercise on executive function in community-dwelling older adults living with Alzheimer's-type dementia: A systematic review. Ageing Res Rev. 2018; 47, 159-167.

36) Hagovska M, Olekszyová Z. Relationships between balance control and cognitive functions, gait speed, and activities of daily living. Z Gerontol Geriatr. 2016; 49(5), 379-385.

37) Henwood T, Neville C, Baguley C, et al. Aquatic exercise for residential aged care adults with dementia: benefits and barriers to participation. Int Psychogeriatr. 2017; 29(9), 1439-1449.

38) Hernández SS, Sandreschi PF, da Silva FC, et al. What are the benefits of exercise for Alzheimer's disease? a systematic review of the past 10 years. J Aging Phys Act. 2015; 23(4), 659-668.

39) Hoffmann K, Sobol NA, Frederiksen KS, et al. Moderate-to-high intensity physical exercise in patients with Alzheimer's disease: a randomized controlled trial. J Alzheimers Dis. 2016; 50(2), 443-453.

40) Huang HC, Chen YT, Chen PY, et al. Reminiscence therapy improves cognitive functions and reduces depressive symptoms in elderly people with dementia: a meta-analysis of randomized controlled trials. J Am Med Dir Assoc.

2015; 16(12), 1087-1094.

41）Huntley JD, Hampshire A, Bor D, et al. Adaptive working memory strategy training in early Alzheimer's disease: randomised controlled trial. Br J Psychiatry. 2017; 210(1), 61-66.

42）Ing-Randolph AR, Phillips LR, Williams AB. Group music interventions for dementia-associated anxiety: A systematic review. Int J Nurs Stud. 2015; 52(11), 1775-1784.

43）Istvandity L. Combining music and reminiscence therapy interventions for wellbeing in elderly populations: a systematic review. Complement Ther Clini Pract. 2017; 28, 18-25.

44）Kallio EL, Öhman H, Hietanen M, et al. Effects of cognitive training on cognition and quality of life of older persons with dementia. Journal of the American Geriatrics Society. 2018; 66(4), 664-670.

45）Karssemeijer EGA, Aaronson JA, Bossers WJ, et al. Positive effects of combined cognitive and physical exercise training on cognitive function in older adults with mild cognitive impairment or dementia: A meta-analysis. Ageing Res Rev. 2017; 40, 75-83.

46）Karssemeijer EGA, Aaronson JA, Bossers WJR, et al. The quest for synergy between physical exercise and cognitive stimulation via exergaming in people with dementia: a randomized controlled trial. Alzheimers Res Ther. 2019; 11(1), 3.

47）Kasper E, Ochmann S, Hoffmann W, et al. Cognitive rehabilitation in Alzheimer's disease : a conceptual and methodological review. J Prev Alzheimers Dis. 2015; 2(2), 142-152.

48）Kim HJ, Yang Y, Oh JG, et al. Effectiveness of a community-based multidomain cognitive intervention program in patients with Alzheimer's disease. Geriatr Gerontol Int. 2016; 16(2), 191-199.

49）Kim K, Han JW, So Y, Seo J, et al. Cognitive stimulation as a therapeutic modality for dementia: a meta-analysis. Psychiatry Investig. 2017; 14(5), 626-639.

50）Kim SJ, Yoo GE. Instrument playing as a cognitive intervention task for older adults: a systematic review and meta-analysis. Front Psychol. 2019; 10, 151.

51）Lam FM, Huang MZ, Liao LR, et al. Physical exercise improves strength, balance, mobility, and endurance in people with cognitive impairment and dementia: a systematic review. J Physiother. 2018; 64(1), 4-15.

52）Lamb SE, Sheehan B, Atherton N, et al. Dementia And Physical Activity (DAPA) trial of moderate to high intensity exercise training for people with dementia: randomised controlled trial. BMJ. 2018; 361, k1675.

53）Lanza G, Centonze SS, Destro G, et al. Shiatsu as an adjuvant therapy for depression in patients with Alzheimer's disease: A pilot study. Complement Ther Med. 2018; 38, 74-78.

54）Lee GJ, Bang HJ, Lee KM, Kong HH, et al. A comparison of the effects between 2 computerized cognitive training programs, Bettercog and COMCOG, on elderly patients with MCI and mild dementia: A single-blind randomized controlled study. Medicine. 2018; 97(45), e13007.

55）Lee HS, Park SW, Park YJ. Effects of physical activity programs on the improvement of dementia symptom: A meta-analysis. BioMed Res Int. 2016; 2016, 2920146.

56）Lewis M, Peiris CL, Shields N. Long-term home and community-based exercise programs improve function in community-dwelling older people with cognitive impairment: a systematic review. J Physiother. 2017; 63(1), 23-29.

57）Li DM, Li XX. The effect of folk recreation program in improving symptoms: a study of Chinese elder dementia patients. Int J Geriat Psychiatry. 2017; 32(8), 901-908.

58）Li HC, Wang HH, Lu CY, et al. The effect of music therapy on reducing depression in people with dementia: A systematic review and meta-analysis. Geriatr Nurs. 2019; 40(5), 510-516.

59）Liang JH, Xu Y, Lin L, et al. Comparison of multiple interventions for older adults with Alzheimer disease or mild cognitive impairment: A PRISMA-compliant network meta-analysis. Medicine. 2018; 97(20), e10744.

60）Liu-Ambrose T, Best JR, Davis JC, et al. Aerobic exercise and vascular cognitive impairment: A randomized controlled trial. Neurology. 2016; 87(20), 2082-2090.

61）Lyu J, Zhang J, Mu H, et al. The effects of music therapy on cognition, psychiatric symptoms, and activities of daily living in patients with Alzheimer's disease. J Alzheimers Dis. 2018; 64(4), 1347-1358.

62）Mahendran R, Gandhi M, Moorakonda RB, et al. Art therapy is associated with sustained improvement in cognitive function in the elderly with mild neurocognitive disorder: findings from a pilot randomized controlled trial for art therapy and music reminiscence activity versus usual care. Trials [Electronic Resource]. 2018; 19(1), 615.

63）Makizako H, Liu-Ambrose T, Shimada H, et al. Moderate-intensity physical activity, hippocampal volume, and memory in older adults with mild cognitive impairment. J Gerontol A Biol Sci Med Sci. 2015; 70(4), 480-486.

64）Maltais M, Rolland Y, Haÿ PE, et al. Six-month observational follow-up on activities of daily living in people with dementia living in nursing homes after a 6-month group based on either exercise or social activities. Aging Clin Exp Res. 2019; 31(3), 361-366.

65) Margenfeld F, Klocke C, Joos S. Manual massage for persons living with dementia: A systematic review and meta-analysis. Int J Nurs Stud. 2019; 96, 132-142.

66) Maseda A, Cibeira N, Lorenzo-López L, et al. Multisensory Stimulation and Individualized Music Sessions on Older Adults with Severe Dementia: Effects on Mood, Behavior, and Biomedical Parameters. J Alzheimers Dis. 2018; 63(4), 1415-1425.

67) Matsuzono K, Hishikawa N, Takao Y, et al. Combination benefit of cognitive rehabilitation plus donepezil for Alzheimer's disease patients. Geriatr Gerontol Int. 2016 Feb; 16(2): 200-204.

68) Middelstädt J, Folkerts AK, Blawath S, et al. Cognitive stimulation for people with dementia in long-term care facilities: baseline cognitive level predicts cognitive gains, moderated by depression. J Alzheimers Dis. 2016; 54(1), 253-268.

69) Millán-Calenti JC, Lorenzo-López L, Alonso-Búa B, et al. Optimal nonpharmacological management of agitation in Alzheimer's disease: challenges and solutions [Review]. Clin Interv Aging. 2016; 11, 175-184.

70) Moreira SV, Justi FRDR, Moreira M. Can musical intervention improve memory in Alzheimer's patients? Evidence from a systematic review. Dement Neuropsychol. 2018; 12(2), 133-142.

71) Morris JK, Vidoni ED, Johnson DK, et al. Aerobic exercise for Alzheimer's disease: A randomized controlled pilot trial. PLoS ONE. 2017; 12(2), e0170547.

72) Muñiz R, Serra CM, Reisberg B, et al. Cognitive-motor intervention in Alzheimer's disease: long-term results from the Maria Wolff trial. J Alzheimers Dis. 2015; 45(1), 295-304.

73) Ng QX, Ho CYX, Koh SSH, et al. Doll therapy for dementia sufferers: A systematic review. Complement Ther Clin Pract. 2017; 26, 42-46.

74) Ngandu T, Lehtisalo J, Solomon A, et al. A 2 year multidomain intervention of diet, exercise, cognitive training, and vascular risk monitoring versus control to prevent cognitive decline in at-risk elderly people (FINGER): a randomised controlled trial. Lancet. 2015; 385(9984), 2255-2263.

75) Nyman SR, Adamczewska N, Howlett N. Systematic review of behaviour change techniques to promote participation in physical activity among people with dementia. Br J Health Psychol. 2018; 23(1), 148-170.

76) Öhman H, Savikko N, Strandberg T, et al. Effects of exercise on functional performance and fall rate in subjects with mild or advanced Alzheimer's disease: secondary analyses of a randomized controlled study. Dement Geriatr Cogn Disord. 2016; 41(3-4), 233-241.

77) Okamura H, Otani M, Shimoyama N, et al. Combined exercise and cognitive training system for dementia patients: a randomized controlled trial. Dement Geriat Cogn Disord. 2018; 45(5-6), 318-325.

78) Olley R, Morales A. Systematic review of evidence underpinning non-pharmacological therapies in dementia. Aust Health Revi. 2018; 42(4), 361-369.

79) Panza GA, Taylor BA, MacDonald HV, et al. Can Exercise Improve Cognitive Symptoms of Alzheimer's Disease? J Am Geriatr Soc. 2018; 66(3), 487-495.

80) Park JH, Park JH. Does cognition-specific computer training have better clinical outcomes than non-specific computer training? A single-blind, randomized controlled trial. Clin Rehabil. 2018; 32(2), 213-222.

81) Peluso S, De Rosa A, De Lucia N, et al. Animal-assisted therapy in elderly patients: evidence and controversies in dementia and psychiatric disorders and future perspectives in other neurological diseases. J Geriat Psychiatry Neurol. 2018; 31(3), 149-157.

82) Perttila NM, Öhman H, Strandberg TE, et al. Effect of exercise on drug-related falls among persons with Alzheimer's disease: a secondary analysis of the FINALEX Study. Drugs Aging. 2018; 35(11), 1017-1023.

83) Petersen S, Houston S, Qin H, et al. The utilization of robotic pets in dementia care. J Alzheimers Dis. 2017; 55(2), 569-574.

84) Pongan E, Tillmann B, Leveque Y, et al. Can musical or painting interventions improve chronic pain, mood, quality of life, and cognition in patients with mild Alzheimer's disease? evidence from a randomized controlled trial. J Alzheimers Dis. 2017; 60(2), 663-677.

85) Press-Sandler O, Freud T, Volkov I, et al. Aromatherapy for the treatment of patients with behavioral and psychological symptoms of dementia: a Descriptive Analysis of RCTs. J Altern Complement Med. 2016; 22(6), 422-428.

86) Raglio A, Bellandi D, Baiardi P, et al. Effect of active music therapy and individualized listening to music on dementia: a multicenter randomized controlled trial. J Am Geriatr Soc. 2015; 63 (8), 1534-1539.

87) Rodakowski J, Saghafi E, Butters MA, et al. Non-pharmacological interventions for adults with mild cognitive impairment and early stage dementia: An updated scoping review. Mol Aspects of Medi. 2015; 43-44, 38-53.

88) Rodríguez-Mansilla J, González López-Arza MV, Varela-Donoso E, et al. The effects of ear acupressure, massage

therapy and no therapy on symptoms of dementia: a randomized controlled trial. Clin Rehabil. 2015; 29(7), 683-693.

89）Röhr S, Arai H, Mangialasche F, et al. Impact of the COVID-19 pandemic on statistical design and analysis plans for multidomain intervention clinical trials: Experience from World-Wide FINGERS. Alzheimers Dement. 2021; 7(1), e12143.

90）Rosenberg A, Ngandu T, Rusanen M, et al. Multidomain lifestyle intervention benefits a large elderly population at risk for cognitive decline and dementia regardless of baseline characteristics: The FINGER trial. Alzheimers Dement. 2018; 14(3), 263-270.

91）Sánchez A, Maseda A, Marante-Moar MP, et al. Comparing the effects of multisensory stimulation and individualized music sessions on elderly people with severe dementia: a randomized controlled trial. J Alzheimers Disease. 2016; 52(1), 303-315.

92）Satoh M, Ogawa J, Tokita T, et al. Physical exercise with music maintains activities of daily living in patients with dementia: Mihama-Kiho Project Part 21. J Alzheimers Disease. 2017; 57(1), 85-96.

93）Schneider J. The arts as a medium for care and self-Care in dementia: arguments and evidence. Int J Environ Res Public Health. 2018; 15(6), 1151.

94）Shimada S, Makizako H, Doi T, et al. Effects of combined physical and cognitive exercises on cognition and mobility in patients with mild cognitive impairment: a randomized clinical trial. J Am Med Dir Assoc. 2018; 19(7), 584-591.

95）Silva AR, Pinho MS, Macedo L, et al. It is not only memory: effects of sensecam on improving well-being in patients with mild Alzheimer disease. Int Psychogeriatr. 2017; 29(5), 741-754.

96）Sobol NA, Hoffmann K, Frederiksen KS, et al. Effect of aerobic exercise on physical performance in patients with Alzheimer's disease. Alzheimers Dement. 2016; 12(12), 1207-1215.

97）Song YW, Lee JS, Song AY. Meta-analysis about cognitive intervention effect applied to dementia patients. Neurorehabilitation. 2016; 39(2), 319-327.

98）Sopina E, Sørensen J, Beyer N, et al. Cost-effectiveness of a randomized trial of physical activity in Alzheimer's disease: a secondary analysis exploring patient and proxy-reported health-related quality of life measures in Denmark. BMJ Open. 2017; 7(6), e015217.

99）Ströhle A, Schmidt DK, Schultz F, et al. Drug and exercise treatment of Alzheimer disease and mild cognitive impairment: a systematic review and meta-analysis of effects on cognition in randomized controlled trials. Am J Geriatr Psychiatry. 2015; 23(12), 1234-1249.

100）Strøm BS, Ytrehus S, Grov EK. Sensory stimulation for persons with dementia: a review of the literature. J Clin Nurs. 2016; 25(13-14), 1805-1834.

101）Sugimoto T, Sakurai T, Akatsu H, et al. The Japan-multimodal intervention trial for prevention of dementia (J-MINT): the study protocol for an 18-month, multicenter, randomized, controlled trial. J Prev Alzheimers Dis. 2021; 8(4), 465-476.

102）Tari AR, Norevik CS, Scrimgeour NR, et al. Are the neuroprotective effects of exercise training systemically mediated? Prog Cardiovasc Dis. 2019; 62(2), 94-101.

103）Telenius EW, Engedal K, Bergland A. Long-term effects of a 12 weeks high-intensity functional exercise program on physical function and mental health in nursing home residents with dementia: a single blinded randomized controlled trial. BMC Geriatr. 2015; 15, 158.

104）Tokuchi R, Hishikawa N, Matsuzono K, et al. Cognitive and affective benefits of combination therapy with galantamine plus cognitive rehabilitation for Alzheimer's disease. Geriatr Gerontol Int. 2016 Apr; 16(4): 440-445.

105）Toots A, Littbrand H, Lindelöf N, et al. Effects of a high-intensity functional exercise program on dependence in activities of daily living and balance in older adults with dementia. J Am Geriat Soc. 2016; 64(1), 55-64.

106）Toots A, Littbrand H, Boström G, et al. Effects of exercise on cognitive function in older people with dementia: a randomized controlled trial. J Alzheimers Dis. 2017; 60(1), 323-332.

107）豊田 正博, 杉原 式穂, 金子 みどり ほか. 平易なフラワーアレンジを用いた園芸療法が認知症高齢者と支援者に与える生理的・心理的効果. 日本認知症予防学会誌. 2016; 5 (1), 2-11.

108）Trebbastoni A, Imbriano L, Podda L, et al. Cognitive training in patients with Alzheimer's disease: findings of a 12-month randomized controlled trial. Curr Alzheimer Res. 2018; 15(5), 452-461.

109）Treusch Y, Majic T, Page J, et al. Apathy in nursing home residents with dementia: results from a cluster-randomized controlled trial. Eur Psychiatrists. 2015; 30(2), 251-257.

110）Tsoi KKF, Chan JYC, Ng YM, et al. Receptive music therapy is more effective than interactive music therapy to relieve behavioral and psychological symptoms of dementia: a systematic review and meta-analysis. J Am Med Dir Assoc. 2018; 19(7), 568-576. e3.

111) van der Steen JT, Smaling HJ, van der Wouden JC, et al. Music-based therapeutic interventions for people with dementia. Cochrane Database Syst Rev. 2018; 7(7), CD003477.

112) van Santen J, Dröes RM, Holstege M, et al. Effects of exergaming in people with dementia: results of a systematic literature review. J Alzheimers Dis. 2018; 63(2), 741-760.

113) Voigt-Radloff S, de Werd MM, Leonhart R, et al. Structured relearning of activities of daily living in dementia: the randomized controlled REDALI-DEM trial on errorless learning. Alzheimers Res Ther. 2017; 9(1), 22.

114) Wu J, Wang Y, Wang Z. The effectiveness of massage and touch on behavioural and psychological symptoms of dementia: A quantitative systematic review and meta-analysis. J Adv Nurs. 2017; 73(10), 2283-2295.

115) Yang MH, Lin LC, Wu SC, et al. Comparison of the efficacy of aroma-acupressure and aromatherapy for the treatment of dementia-associated agitation. BMC Complemen Altern Med. 2015; 15, 93.

116) Yang YP, Wang CJ, Wang JJ. Effect of aromatherapy massage on agitation and depressive mood in individuals with dementia. J Gerontol Nurs. 2016; 42(9), 38-46.

117) Zhang Y, Cai J, An L, et al. Does music therapy enhance behavioral and cognitive function in elderly dementia patients? A systematic review and meta-analysis. Ageing Res Revi. 2017; 35, 1-11.

118) Zheng J, Chen X, Yu P. Game-based interventions and their impact on dementia: a narrative review. Australas Psychiatry. 2017; 25(6), 562-565.

119) Zhou J, Peng W, Xu M, et al. The effectiveness and safety of acupuncture for patients with Alzheimer disease: a systematic review and meta-analysis of randomized controlled trials. Medicine. 2015; 94(22), e933.

120) Zhu XC, Yu Y, Wang HF, et al. Physiotherapy intervention in Alzheimer's disease: systematic review and meta-analysis. J Alzheimers Dis. 2015; 44(1), 163-174.

📖 参考文献

1) Cavallo M, Hunter EM, van der Hiele K, et al. Computerized structured cognitive training in patients affected by early-stage Alzheimer's disease is feasible and effective: a randomized controlled study. Arch Clin Neuropsychol. 2016; 31(8), 868-876.

2) Che Me R, Gramegna SM, Biamonti A. Virtual reality in assessing the supportive environment that promotes navigability of persons with Alzheimer's disease. Stud Health Technol Inform. 2015; 217, 951-956.

3) Clare L, Kudlicka A, Oyebode JR, et al. Individual goal-oriented cognitive rehabilitation to improve everyday functioning for people with early-stage dementia: A multicentre randomised controlled trial (the GREAT trial). Int J Geriatr Psychiatry. 2019; 34(5), 709-721.

4) Clements-Cortes A, Ahonen H, Evans M, et al. Short-term effects of rhythmic sensory stimulation in Alzheimer's disease: an exploratory pilot study. J Alzheimers Dis. 2016; 52(2), 651-660.

5) Cui MY, Lin Y, Sheng JY, et al. Exercise intervention associated with cognitive improvement in Alzheimer's disease. Neural Plast. 2018; 2018, 9234105.

6) Du Z, Li Y, Li J, et al. Physical activity can improve cognition in patients with Alzheimer's disease: a systematic review and meta-analysis of randomized controlled trials. Clin Interv Aging. 2018; 13, 1593-1603.

7) Elfrink TR, Zuidema SU, Kunz M, et al. Life story books for people with dementia: a systematic review. Int Psychogeriatr. 2018; 30(12), 1797-1811.

8) Feng H, Li G, Xu C, et al. Training rehabilitation as an effective treatment for patients with vascular cognitive impairment with no dementia. Rehabil Nurs Journal. 2017; 42(5), 290-297.

9) Fleiner T, Dauth H, Gersie M, et al. Structured physical exercise improves neuropsychiatric symptoms in acute dementia care: a hospital-based RCT. Alzheimers Res Ther. 2017; 9(1), 68.

10) Hill NT, Mowszowski L, Naismith SL, et al. Computerized cognitive training in older adults with mild cognitive impairment or dementia: a systematic review and meta-analysis. Am J Psychiatry. 2017; 174(4), 329-340.

11) Ho RTH, Fong TCT, Chan WC, et al. Psychophysiological effects of dance movement therapy and physical exercise on older adults with mild dementia: a randomized controlled trial. J Gerontol B Psychol Sci Soc Sci. 2020; 75(3), 560-570.

12) Hu M, Zhang P, Leng M, et al. Animal-assisted intervention for individuals with cognitive impairment: A meta-analysis of randomized controlled trials and quasi-randomized controlled trials. Psychiatry Res. 2018; 260, 418-427.

13) Karkou V, Meekums B. Dance movement therapy for dementia. Cochrane Database Syst Rev. 2017; 2(2), CD011022.

14) Karssemeijer EGA, Bossers WJR, Aaronson JA, et al. Exergaming as a physical exercise strategy reduces frailty in people with dementia: a randomized controlled trial. J Am Med Dir Assoc. 2019; 20(12), 1502-1508. e1.

15) Kim MJ, Han CW, Min KY, et al. Physical exercise with multicomponent cognitive intervention for older adults with

Alzheimer's disease: a 6-month randomized controlled trial. Dement Geriatr Cogn Dis Extra. 2016; 6(2), 222-232.

16）Kolanowski A, Fick D, Litaker M, et al. Effect of cognitively stimulating activities on symptom management of delirium superimposed on dementia: a randomized controlled trial. J Am Geriatr Soc. 2016; 64(12), 2424-2432.

17）Lemke NC, Werner C, Wiloth S, et al. Transferability and sustainability of motor-cognitive dual-task training in patients with dementia: a randomized controlled trial. Gerontology. 2019; 65(1), 68-83.

18）Li BY, Tang HD, Qiao Y, et al. Mental training for cognitive improvement in elderly people: what have we learned from clinical and neurophysiologic Studies? Curr Alzheimer Res. 2015; 12(6), 543-552.

19）Lorusso LN, Bosch SJ. Impact of multisensory environments on behavior for people with dementia: a systematic literature review. Gerontologist. 2018; 58(3), e168-e179.

20）O'Connor CM, Clemson L, Brodaty H, et al. The tailored activity program (TAP) to address behavioral disturbances in frontotemporal dementia: a feasibility and pilot study. Disabil Rehabil. 2019; 41(3), 299-310.

21）Ojagbemi A, Owolabi M. Do occupational therapy interventions improve quality of life in persons with dementia? A meta-analysis with implications for future directions. Psychogeriatrics: The Official Journal of the Japanese Psychogeriatric Society. 2017; 17(2), 133-141.

22）Phelan EA, Debnam KJ, Anderson LA, et al. A systematic review of intervention studies to prevent hospitalizations of community-dwelling older adults with dementia. Med Care. 2015; 53(2), 207-213.

23）Pimouguet C, Le Goff M, Wittwer J, et al. Benefits of Occupational Therapy in Dementia Patients: Findings from a Real-World Observational Study. J Alzheimers Dis. 2017; 56(2), 509-517.

24）Prizer LP, Zimmerman S. Progressive support for activities of daily living for persons living with dementia. gerontologist. 2018; 58(S1), S74-S87.

25）Quinn C, Toms G, Jones C, et al. A pilot randomized controlled trial of a self-management group intervention for people with early-stage dementia (The SMART study). Int Psychogeriatr. 2016; 28(5), 787 - 800.

26）Ravn MB, Petersen KS, Thuesen J. Rehabilitation for people living with dementia: a scoping review of processes and outcomes [Review]. J Aging Res. 2019; 2019, 4141050.

27）Rokstad AM, Engedal K, Kirkevold O, et al. The association between attending specialized day care centers and the quality of life of people with dementia. Int Psychogeriatr. 2017; 29(4), 627-636.

28）Staedtler AV, Nunez D. Nonpharmacological therapy for the management of neuropsychiatric symptoms of Alzheimer's disease: linking evidence to practice. Worldviews Evid Based Nurs. 2015; 12(2), 108-115.

29）Stephen R, Hongisto K, Solomon A, et al. Physical Activity and Alzheimer's Disease: A Systematic Review. J Gerontol ABiol Sci Med Sci. 2017; 72(6), 733-739.

30）Uwajeh PC, Iyendo TO, Polay M. Therapeutic gardens as a design approach for optimising the healing environment of patients with Alzheimer's disease and other dementias: A narrative review [Review]. Explor. 2019; 15(5), 352-362.

31）Woodbridge R, Sullivan MP, Harding E, et al. Use of the physical environment to support everyday activities for people with dementia: A systematic review. Dementia. 2018; 17(5), 533-572.

32）Zhao J, Li H, Lin R, et al. Effects of creative expression therapy for older adults with mild cognitive impairment at risk of Alzheimer's disease: a randomized controlled clinical trial. Clin Interv Aging. 2018; 13, 1313-1320.

33）Zieschang T, Schwenk M, Becker C, et al. Falls and physical activity in persons with mild to moderate dementia participating in an intensive motor training: randomized controlled trial. Alzheimer Dis Assoc Disord. 2017; 31(4), 307-314.

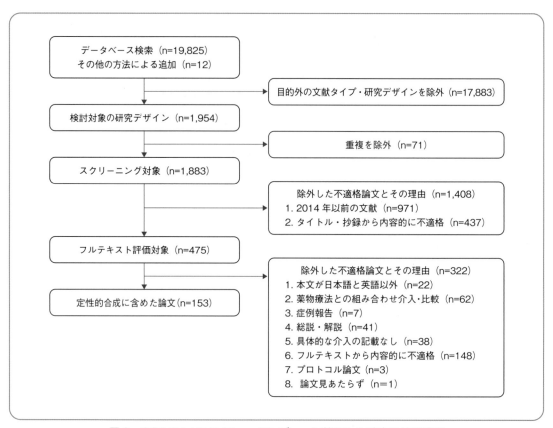

図2 CQ2のシステマティックレビューに使用した論文の抽出過程

88002-121 JCOPY

3 認知症とMCIの人の家族介護者に対する支援・非薬物的介入

CQ 3-1
認知症の人の家族介護者に対して，介護者のスキルアップを目的とした介護教育プログラムや心理的介入を行うことは有効か？

ステートメント
認知症の人の家族介護者に対して介護者のスキルアップを目的とした介護教育プログラムや心理的介入を行うことは，介護能力の向上や介護負担の軽減，健康関連QOLの向上に効果的であることが示され，実施することを提案する．

エビデンスレベル：1，推奨レベル：弱い

CQ 3-2
認知症の人の家族介護者に対して，介護者の心理面に配慮した専門的な自己管理指導や支援を行うことは有効か？

ステートメント
認知症の人の家族介護者に対して，介護者の心理面に配慮した専門的な自己管理指導や，認知行動療法，マインドフルネスに基づく支援を行うことは，家族介護者のストレスを有意に軽減し，短期的には不安や抑うつ，介護負担の軽減効果があるため，実施することを提案する．

エビデンスレベル：1，推奨レベル：弱い

 解説

Clinical Question（CQ）3-1とCQ 3-2については7,477件の文献が検索され，これにデータベース検索以外に同定された3件の文献を加えた7,480件の文献のうち，該当文献24件（構造化抄録を参照）をもとに推奨を検討した．

1. 認知症とMCIの人の家族介護者を対象に含めた背景

自宅で生活する認知症と軽度認知障害（Mild Cognitive Impairment：MCI）の人の家族介護者は，様々な心理的ストレスを感じたり，介護に対する負担を感じていることが多い．このため，認知症の人への治療やケアと並行して，介護負担や心理的なストレスを緩和できるよ

う家族介護者に対してもアプローチが行われている．MCI の人の家族介護者も認知症の人の家族介護者と同様の不安や負担を抱えていることが予想され，介入や教育，支援の対象となるべきであると考えたため，CQ の総合タイトルには MCI の人の家族介護者も含めた．しかし今回の検索結果からは全ての論文の対象が認知症の人の家族介護者であり，MCI の人の家族介護者を対象とする報告はみられなかった．このため，個別の CQ（CQ3-1，CQ3-2）では，対象を「認知症の人の家族介護者」とした．

2. 家族介護者に対する介護教育プログラムと心理的介入のエビデンス

認知症の人の家族介護者を対象とした介護教育プログラムや心理的介入については，いくつかの Systematic Review（SR）やランダム化比較試験（Randomized Controlled Trial：RCT）があり，最も一般的に用いられていたアウトカム指標は抑うつと介護負担であった[9]．介護者のスキルアップを目的とした介護教育プログラムや心理的介入は，介護能力の向上や[4,11,19]，介護負担の軽減[8,9]，健康関連 Quality of Life（QOL）の向上[11]に有効であると報告されている．一方，介入群と対照群で介護者の身体的 QOL に有意差がなかったという RCT[19]や介護負担やストレス，抑うつ症状について有意な軽減は得られなかったという RCT[4]があり，現段階ではまだ報告が少なく弱い推奨にとどまる．介入方法としては，一般的な介護戦略に関する教材を介護者に与える受動的心理教育介入よりも，ロールプレイ，ディスカッション，問題解決練習などを用いた能動的心理教育介入の方が介護者の介護能力レベルが向上し，介護負担の有意な改善が得られたと報告されている[15]．

3. 家族介護者に対する自己管理指導とその他の支援のエビデンス

精神的ウェルビーイングを目的とした家族介護者に対する専門的な自己管理指導は，家族介護者のストレスの軽減や介護能力と知識の向上に効果的であったとの SR がある[6]．また，認知行動療法モデルに基づく心理的介入[3,9,18]やマインドフルネスに基づくストレス軽減法[12]は介護者の不安と抑うつの改善[9,18]，介護者の苦痛の軽減に効果的[3]であり，心の柔軟性を生み出すアクセプタンス＆コミットメント・セラピーは，特に強い不安を経験している介護者にとって有益である可能性が指摘されている[9]．また，余暇や身体活動への介入も介護者の主観的な介護負担を軽減することが報告されている[18]．電話を用いた介護者サポートにより地域支援サービスの利用が促進され，救急外来の受診が少なくなって入院率も有意に低くなったという RCT[16]や，個人に合わせてカスタマイズされたオンラインサポートによる介護者のメンタルヘルスの改善，オンライングループで提供されるピアサポートによるストレス軽減効果も報告されている[5]．介護者支援に関しては地域による偏り[13]や介入コストの問題[3]も指摘されているが，今後，技術の進歩による遠隔指導や遠隔ケアの発展により，効率的かつより広い対象者への治療やケアの提供が期待される．

介入頻度や期間に関しては，家族介護者に対するトレーニングプログラムや支援の一般的な長さは 6 週間，平均週に 1 回，100 分程度であり[14]，最長 18 ヶ月の介入報告もあるが，他の報告は概ね 3 ヶ月から 6 ヶ月までの介入であり，長期的な効果については不明である．また全体的に，個々の研究で介入方法，評価・測定方法，主要評価項目が異なっており，そ

れらを統一した長期的な介入によるエビデンスの構築が必要である.

　また，介護者の負担を直接的に軽減する目的で短期入院や短期入所のレスパイトケアが多く行われているが，レスパイトケアは介護負担軽減の効果はあるものの長期的な効果は確認されず，かえって施設入所を早めるなど，レスパイトケアの効果に対する SR でのエビデンスは低かった[17].

4. 家族介護者に対する介入と支援の今後の展望

　医療者や介護従事者に対する認知症の専門的な教育やピアサポートの体制構築も進められているが，家族介護者を支援する医療・介護従事者の専門家間の教育プログラム[7]やボランティアへの専門教育[1]，介護者同士のピアサポート[2]については十分な検索結果が得られず，認知症と MCI の人や家族介護者に還元できる効果が示された SR や RCT がないため，今後の報告と判断が待たれる.

　本領域に関するエビデンスは現時点では十分とはいえないが，近年，認知症高齢者に対する養護者（家族介護者）の虐待が増加しており，発生要因として被虐待者の「認知症の症状」と虐待者の「介護疲れ・介護ストレス」が多くを占めている[10]. このような社会的背景を踏まえ，認知症と MCI の人の家族介護者に対して介護教育プログラムや心理的介入を行うことは，認知症の診療やケア全体にかかわる重要な課題である. 今後のエビデンスの構築に際しては，家族介護者の介護スキルの向上やストレス軽減などの個人的な効果の検証に加え，虐待防止など，社会的アウトカムに関する有効性についても，医療・福祉両分野が連携し，議論と検証が行われることが望ましい.

📖 引用文献

1) Brijoux T, Kricheldorff C, Hüll M, et al. Supporting families living with dementia in rural areas. Dtsch Arztebl Int. 2016；113 (41), 681-687.

2) Charlesworth G, Burnell K, Crellin N, et al. Peer support and reminiscence therapy for people with dementia and their family carers：a factorial pragmatic randomised trial. J Neurol Neurosurg Psychiatry. 2016；87 (11), 1218-1228.

3) Cheng ST, Au A, Losada A, et al. Psychological interventions for dementia caregivers：what we have achieved, what we have learned. Curr Psychiatry Rep. 2019；21 (7), 59.

4) Gossink F, Pijnenburg Y, Scheltens P, et al. An intervention program for caregivers of early-onset dementia patients with frontal behavioral changes：an explorative study increasing their sense of competence. J Neurochem. 2016；138, 259-260.

5) Hopwood J, Walker N, McDonagh L, et al. Internet-based interventions aimed at supporting family caregivers of people with dementia：systematic review. J Med Internet Res. 2018；20 (6), e216.

6) Huis In Het Veld JG, Verkaik R, Mistiaen P, et al. The effectiveness of interventions in supporting self-management of informal caregivers of people with dementia；a systematic meta review. BMC Geriatrics. 2015；15, 147.

7) Jensen M, Agbata IN, Canavan M, et al. Effectiveness of educational interventions for informal caregivers of individuals with dementia residing in the community：systematic review and meta-analysis of randomised controlled trials. Int J Geriatr Psychiatry. 2015；30 (2), 130-143.

8) Jackson M, Pelone F, Reeves S, et al. Interprofessional education in the care of people diagnosed with dementia and their carers：a systematic review. BMJ Open. 2016；6 (8), e010948.

9) Kishita N, Hammond L, Dietrich CM, et al. Which interventions work for dementia family carers?：an updated systematic review of randomized controlled trials of carer interventions. Int Psychogeriatr. 2018；30 (11), 1679-1696.

10) 厚生労働省老健局高齢者支援課. 令和 2 年度「高齢者虐待の防止，高齢者の養護者に対する支援等に関する法律」に

基づく対応状況等に関する調査結果．https://www.mhlw.go.jp/stf/houdou/0000196989_00008.html [Accessed：January 9, 2022]（本報告は論文ではないため構造化抄録には記載しない）

11）Kuo LM, Huang HL, Hsu WC, et al. Home-based caregiver training：Benefits differ by care receivers' dementia diagnosis. Geriatr Nurs. 2016；37（5），376-384.

12）Liu Z, Sun YY, Zhong BL. Mindfulness-based stress reduction for family carers of people with dementia. Cochrane Database Syst Rev. 2018；8（8），CD012791.

13）Ruggiano N, Brown EL, Li J, et al. Rural dementia caregivers and technology：What is the evidence? Res Gerontol Nurs. 2018；11（4），216-224.

14）Sousa L, Sequeira C, Ferré-Grau C, et al. Training programmes for family caregivers of people with dementia living at home：integrative review. J Clin Nurs. 2016；25（19-20），2757-2767.

15）Tang SH, Chio OI, Chang LH, et al. Caregiver active participation in psychoeducational intervention improved caregiving skills and competency. Geriatr Gerontol Int. 2018；18（5），750-757.

16）Tremont G, Davis JD, Ott BR, et al. Randomized trial of the family intervention：Telephone tracking-caregiver for dementia caregivers：use of community and healthcare resources. J Am Geriatr Soc. 2017；65（5），924-930.

17）Vandepitte S, Noortgate NVD, Putman K, et al. Effectiveness of respite care in supporting informal caregivers of persons with dementia：a systematic review. Int J Geriatr Psychiatry. 2016；31（12），1277-1288.

18）Wiegelmann H, Speller S, Verhaert LM, et al. Psychosocial interventions to support the mental health of informal caregivers of persons living with dementia – a systematic literature review. BMC Geriatr. 2021；21（1），94.

19）Xiao LD, Bellis AD, Kyriazopoulos H, et al. The effect of a personalized dementia care intervention for caregivers from Australian minority groups. Am J Alzheimers Dis Other Demen. 2016；31（1），57-67.

📖 参考文献

1）Carter G, McLaughlin D, Kernohan WG, et al. The experiences and preparedness of family carers for best interest decision-making of a relative living with advanced dementia：a qualitative study. J Adv Nurs. 2018；74（7），1595-1604.

2）Feast A, Moniz-Cook E, Stoner C, et al. A systematic review of the relationship between behavioral and psychological symptoms（BPSD）and caregiver well-being. Int Psychogeriatr. 2016；28（11），1761-1774.

3）Parkinson M, Carr SM, Rushmer R, et al. Investigating what works to support family carers of people with dementia：a rapid realist review. J Public Health. 2017；39（4），e290-e301.

4）Piersol CV, Canton K, Connor SE, et al. Effectiveness of interventions for caregivers of people with Alzheimer's disease and related major neurocognitive disorders：a systematic review. Am J Occup Ther. 2017；71（5），1-10.

5）Safavi R, Berry K, Wearden A. Expressed Emotion in relatives of persons with dementia：a systematic review and meta-analysis. Aging Ment Health. 2017；21（2），113-124.

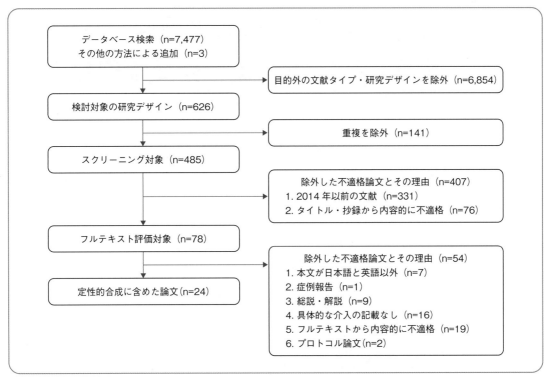

図 3　CQ3 のシステマティックレビューに使用した論文の抽出過程

4 認知症やMCIの人と家族介護者の両者に対する支援・非薬物的介入

<table>
<tr><td>CQ
4-1</td><td>認知症の人と家族介護者の両者に対して，支援・非薬物的介入を行うことは
有効か？</td></tr>
</table>

<table>
<tr><td>ステート
メント</td><td>認知症の人と家族介護者の両者に対して，個別指導や，介護指導，心理的支援を行うことは，自宅でのケアの質の向上だけでなく，介護者の自己効力感の向上，介護負担の軽減，ウェルビーイングの向上，不安やストレスの軽減が示されており，認知症の人に対しても自己効力感の向上，一定期間の施設入所率の減少，認知症の行動・心理症状（BPSD）の軽減に有効である可能性があるため，実施することを提案する.</td></tr>
</table>

エビデンスレベル：1，推奨レベル：弱い

 解説

　Clinical Question（CQ）4 については 13,218 件の文献が検索され，うち該当文献 11 件（構造化抄録を参照）をもとに推奨を検討した.

1. 認知症の人と家族介護者の両者への介入のエビデンス

　認知症の人と家族介護者の両者への介入に関する Systematic Review（SR）[11]やランダム化比較試験（Randomized Controlled Trial：RCT）[1,3,5]によると，ケースマネージメントされた個別の介護指導や心理的支援では，介護者への効果として，ケアの質の向上[3]や自己効力感の向上[1]，抑うつ状態の改善[11,1]，介護負担の軽減とウェルビーイングの向上[11,5]，不安やストレスの軽減[1,5]などが，また，認知症の人への効果として，自己効力感の向上[1]，6 ヶ月後の施設入所率の低下[11]，認知症の行動・心理症状（Behavioral and Psychological Symptoms of Dementia：BPSD）の改善[11,5]などが報告されている. 介護者の人生・生活の質（Quality of Life：QOL）の改善に関しては，改善がみられたとする SR[1]や RCT[7]と，改善がみられなかったとする SR[11]や RCT[6]の両者があり，意見が分かれるところである.

　認知症の人の認知機能に対する効果については，心理的教育やコミュニケーション訓練，運動指導を含む多因子介入で注意機能がわずかに改善したとの RCT[10]があるが，その他の SR[11]においても RCT[9,6,2]においても認知機能そのものや認知症の重症度の改善に関する効果は乏しい. 経済的効果については 3 年間の医療費の総支出を減少させたとする SR[11]がある一方，対面による指導は費用を要し費用対効果に乏しいとの RCT の報告もあり[3]，評価が

88002-121 JCOPY

分かれる．また，家族介護者のみに対する介入と，認知症の人とその家族介護者双方に対する介入の効果を比較した RCT においては，共に抑うつ症状を有意に軽減する効果と QOL を改善する傾向がみられたが，両者に差はなく，日常生活活動（Activities of Daily Living：ADL）は双方へのアプローチで改善傾向にあったが有意ではなく，明確な差は確認されていない[10]．

2. 認知症や MCI の人と家族介護者の両者に対する支援・非薬物的介入の今後の展望

本領域では，全体的に方法論の詳細が欠けていたり，客観的な評価が十分行われていなかったり，結論の根拠が示されていない報告も多い[4]．さらに，介入の方法が，電話でのカウンセリング[3]，対面式とオンライン / デジタル式を組み合わせた指導[1,3]，プライマリケアや在宅作業療法[2]など様々で，エビデンスとして集約するには統一性の観点から難しく，認知症の人と家族介護者の両者に対する介入効果について，現時点で結論づけることは困難である．また，今回の検索では軽度認知障害（Mild Cognitive Impairment：MCI）の人とその家族介護者を対象とする文献は見当たらなかった．したがって，今後は方法論や評価法，対象者などを統一した検証が待たれる．

自宅で生活する認知症や MCI の人とその家族介護者を取り巻く環境は多様である．認知症の人の治療に対するアドヒアランスを向上させることは困難なことが多く，認知症や MCI の人への介入において家族介護者の理解と協力は不可欠である．件数は少ないものの，通常の心理教育より，患者の能力と興味を評価し，患者に合わせた活動を提供するテーラーメードの介入の方が認知症の人の幻覚や興奮，不安，攻撃性，睡眠障害，異常な運動行動などの BPSD を有意に改善し介護負担も軽減できたという報告[5]や，ケースマネジメントの効果[11]，対面式の個人指導の効果[1]についての報告もあり，実際の現場では，条件を統制した質の高い研究におけるエビデンスの理解に加え，認知症や MCI の人，さらには家族介護者の個別性も考慮し，個々の事例に適した治療やケアを選択することが望ましい．

新しい方向性として，カメラシステムを利用した介護負担の評価に関するケースシリーズ[8]や，オンラインを用いたプログラムの提供などの報告[1]もみられてきていることから，今後，新しい技術による在宅ケアの評価と支援システムの効果に関する検証や，MCI の人とその家族介護者に対するエビデンスの構築が望まれる．

📖 引用文献

1) Boots LM, de Vugt ME, Kempen GI, et al. Effectiveness of the blended care self-management program "Partner in Balance" for early-stage dementia caregivers：study protocol for a randomized controlled trial. Trials. 2016；17（1），231.

2) Callahan CM, Boustani MA, Schmid AA, et al. Targeting functional decline：results from the Alzheimer's disease multiple intervention trial. Ann Intern Med. 2017；166（3），164-171.

3) Chodosh J, Colaiaco BA, Connor KI, et al. Dementia care management in an underserved community：the comparative effectiveness of two different approaches. J Aging Health. 2015；27（5），864-893.

4) Dawson A, Bowes A, Kelly F, et al. Evidence of what works to support and sustain care at home for people with dementia：a literature review with a systematic approach. BMC Geriatr. 2015；15, 59.

5) de Oliveira AM, Radanovic M, Homem de Mello PC, et al. An intervention to reduce neuropsychiatric symptoms and caregiver burden in dementia：preliminary results from a randomized trial of the tailored activity program-outpatient version. Int J Geriatric Psychiatry. 2019；34（9），1301-1307.

6）Koivisto AM, Hallikainen I, Välimäki T, et al. Early psychosocial intervention does not delay institutionalization in persons with mild Alzheimer disease and has impact on neither disease progression nor caregivers' well-being：ALSOVA 3-year follow-up. Int J Geriatr Psychiatry. 2016；31（3），273-283.

7）Laver K, Milte R, Dyer S, et al. A systematic review and meta-analysis comparing carer focused and dyadic multicomponent interventions for carers of people with dementia. J Aging Health. 2017；29（8），1308-1349.

8）Matthews JT, Lingler JH, Campbell GB, et al. Usability of a wearable camera system for dementia family caregivers. J Healthc Eng. 2015；6（2），213-238.

9）Prick AE, de Lange J, Scherder E, et al. The effects of a multicomponent dyadic intervention on the mood, behavior, and physical health of people with dementia：a randomized controlled trial. Clin Interv Aging. 2016；11，383-395.

10）Prick AE, de Lange J, Scherder E, et al. The effects of a multicomponent dyadic intervention with physical exercise on the cognitive functioning of people with dementia：a Randomized Controlled Trial. J Aging Phys Act. 2017；25（4），539-552.

11）Reilly S, Miranda-Castillo C, Malouf R, et al. Case management approaches to home support for people with dementia. Cochrane Database Syst Rev. 2015；1（1），CD008345.

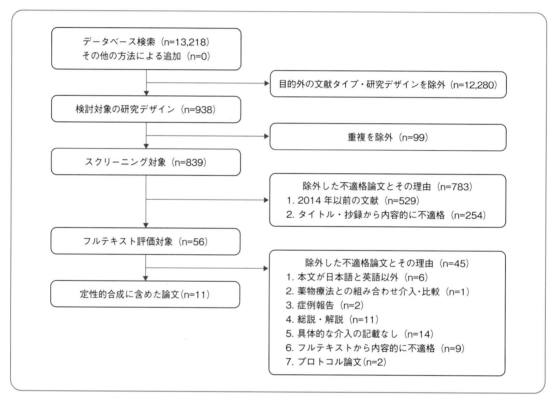

図4　CQ4のシステマティックレビューに使用した論文の抽出過程

検索履歴と構造化抄録

ブロック構造　<dementia+MCI> and <language function training>

MEDLINE（OvidSP）2019. 09. 21　検索履歴

#	Searches	Results	
#1	exp Dementia/	157,508	<dementia>
#2	Cognitive Dysfunction/	13,382	<dementia>
#3	(dement* or alzheimer* or lewy* or ftld or ftd or mci or (congnitive adj2 (impariment or disorder* or dysfunction*))).mp.	239,236	<dementia>
#4	or/1-3	260,854	<dementia>
#5	exp "rehabilitation of speech and language disorders"/	10,351	<training>
#6	exp Language Disorders/rh, th	9,621	<training>
#7	Communication Disorders/rh, th	923	<training>
#8	"stimulation therapy".mp.	20,691	<training>
#9	"deblocking method".mp.	2	<training>
#10	("function* reorganization* method*" or "function* reorganisation* method*").mp.	0	<training>
#11	"cognitive neuropsychological approach*".mp.	15	<training>
#12	("sentence production and comprehension therapy" or "syntactic processing therapy").mp.	0	<training>
#13	("word production and comprehension therapy" or "lexical processing therapy").mp.	0	<training>
#14	"confrontation naming therapy".mp.	0	<training>
#15	communication therapy.mp.	58	<training>
#16	"visual action therapy".mp.	2	<training>
#17	"drawing therapy".mp.	6	<training>
#18	voca.mp.	37	<training>
#19	"voice output communication aid".mp.	27	<training>
#20	"pragmatic therapy".mp.	3	<training>
#21	"promoting aphasics communicative therapy".mp.	0	<training>
#22	"promoting aphasics' communicative therapy".mp.	0	<training>
#23	"free talk therapy".mp.	0	<training>
#24	"group talk therapy".mp.	2	<training>
#25	or/5-24	37,581	<training>
#26	4 and 25	380	<dementia> and <training>
#27	remove duplicates from 26	380	<dementia> and <training>
#28	limit 27 to practice guideline	1	result-CPG
#29	"guideline*".ti. not medline.st.	9,382	result-CPG
#30	27 and 29	0	result-CPG
#31	or/28,30	1	result-CPG
#32	limit 27 to (meta analysis or "systematic review")	12	result-SR
#33	(metaanal* or "meta anal*" or "systematic review").ti. not medline.st.	36,114	result-SR
#34	27 and 33	1	result-SR
#35	or/32,34	13	result-SR
#36	35 not 31	13	result-SR
#37	limit 27 to (controlled clinical trial or multicenter study or randomized controlled trial)	52	result-RCT+
#38	exp Controlled Clinical Trial/	578,601	result-RCT+
#39	Controlled Before-After Studies/	423	result-RCT+
#40	(randomi* or (random* adj2 (alloc* or select* or assign*)) or rct or cct or "controlled clinical trial*").ti. not medline.st.	30,392	result-RCT+
#41	("controlled before after" or "cross over").ti.	2,943	result-RCT+
#42	or/38-41	610,089	result-RCT+
#43	27 and 42	51	result-RCT+
#44	or/37,43	56	result-RCT+
#45	44 not (or/31,36)	56	result-RCT+
#46	limit 27 to review	104	(review)
#47	review*.ti. not medline.st.	86,256	(review)
#48	27 and 47	2	(review)
#49	or/46,48	105	(review)
#50	49 not (or/31,36,45)	93	(review)

88002-121　JCOPY

Cochrane Library（Wiley）2019. 09. 21　検索履歴

#	Searches	Results	
#1	MeSH descriptor: [Dementia] explode all trees	5,319	<dementia>
#2	MeSH descriptor: [Cognitive Dysfunction] this term only	1,008	<dementia>
#3	(dement* or alzheimer* or lewy* or ftld or ftd or mci or (congnitive adj2 (impariment or disorder* or dysfunction*))):ti,ab,kw	19,362	<dementia>
#4	#1 or #2 or #3	20,092	<dementia>
#5	MeSH descriptor: [Rehabilitation of Speech and Language Disorders] explode all trees	551	<training>
#6	MeSH descriptor: [Language Disorders] explode all trees and with qualifier(s): [rehabilitation - RH, therapy - TH]	614	<training>
#7	MeSH descriptor: [Communication Disorders] explode all trees and with qualifier(s): [rehabilitation - RH, therapy - TH]	753	<training>
#8	stimulation therapy:ti,ab,kw	2,217	<training>
#9	deblocking method:ti,ab,kw	0	<training>
#10	("function reorganization method" or "function reorganisation method"):ti,ab,kw	0	<training>
#11	cognitive neuropsychological approach:ti,ab,kw	0	<training>
#12	("sentence production and comprehension therapy" or "syntactic processing therapy"):ti,ab,kw	0	<training>
#13	("word production and comprehension therapy" or "lexical processing therapy"):ti,ab,kw	0	<training>
#14	confrontation naming therapy:ti,ab,kw	0	<training>
#15	communication therapy:ti,ab,kw	43	<training>
#16	visual action therapy:ti,ab,kw	0	<training>
#17	drawing therapy:ti,ab,kw	5	<training>
#18	voca:ti,ab,kw	15	<training>
#19	voice output communication aid:ti,ab,kw	2	<training>
#20	pragmatic therapy:ti,ab,kw	0	<training>
#21	promoting aphasics communicative therapy:ti,ab,kw	0	<training>
#22	promoting aphasics' communicative therapy:ti,ab,kw	0	<training>
#23	free talk therapy:ti,ab,kw	0	<training>
#24	group talk therapy:ti,ab,kw	1	<training>
#25	#5 or #6 or #7 or #8 or #9 or #10 or #11 or #12 or #13 or #14 or #15 or #16 or #17 or #18 or #19 or #20 or #21 or #22 or #23 or #24	3,255	<training>
#26	#4 and #25	107	<dementia> and <training>
	CDSR	0	result-SR
	Central	107	result-RCT+

医学中央雑誌（医中誌 Web）2019. 09. 21　検索履歴

#	Searches	Results	
#1	認知症 /TH	103,769	<dementia>
#2	認知機能低下 /TH	6,107	<dementia>
#3	認知症 /TA or アルツハイマ /TA or レビー /TA or レヴィー /TA or 認知機能低下 /TA or dement/TA or alzheimer/TA or lewy/TA or ftld/TA or ftd/TA or mci/TA or "congnitive impariment"/TA or "cognitive disorder"/TA or "cognitive dysfunction"/TA	75,802	<dementia>
#4	#1 or #2 or #3	121,161	<dementia>
#5	発話と言語のリハビリテーション /TH	7,883	<training>
#6	(言語症 /TH) and (SH= 治療 , リハビリテーション)	6,535	<training>
#7	(@ コミュニケーション症 /TH) and (SH= 治療 , リハビリテーション)	503	<training>
#8	刺激法 /TA or "stimulation therapy"/TA	2,709	<training>
#9	ディブロッキング法 /TA or デプロッキング法 /TA or "deblocking method"/TA	0	<training>
#10	機能再生法 /TA or "functional reorganization method"/TA or "functional reorganisation method"/TA	3	<training>
#11	認知神経心理学的アプローチ /TA or "cognitive neuropsychological approach"/TA	23	<training>
#12	構文訓練 /TA or "sentence production and comprehension therapy"/TA or "syntactic processing therapy"/TA	5	<training>
#13	語彙訓練 /TA or "word production and comprehension therapy"/TA or "lexical processing therapy"/TA or "confrontation naming therapy"/TA	4	<training>
#14	拡大コミュニケーション訓練 /TA or 代替コミュニケーション訓練 /TA or "augumentative communication therapy"/TA or "alternative communication therapy"/TA or "AAC therapy"/TA	2	<training>
#15	ジェスチャー訓練 /TA or ジェスチュア訓練 /TA or "visual action therapy"/TA	15	<training>
#16	描画訓練 /TA or "drawing therapy"/TA	14	<training>
#17	"voice output communication aid"/TA	4	<training>
#18	語用論的訓練 /TA or "pragmatic therapy"/TA or "promoting aphasics communicative therapy"/TA or "promoting aphasics' communicative therapy"/TA	0	<training>
#19	会話訓練 /TA or "free talk therapy"/TA	15	<training>
#20	グループ訓練 /TA or "group talk therapy"/TA	239	<training>
#21	#5 or #6 or #7 or #8 or #9 or #10 or #11 or #12 or #13 or #14 or #15 or #16 or #17 or #18 or #19 or #20	14,794	<training>
#22	#4 and #21	322	<dementia> and <training>
#23	(#22) and (RD= 診療ガイドライン)	0	result-CPG
#24	#22 and (ガイドライン /TI or guideline/TI)	0	result-CPG
#25	#23 or #24	0	result-CPG
#26	システマティックレビュー /TH	2,930	result-SR
#27	#22 and #26	1	result-SR
#28	(#22) and (RD= メタアナリシス)	0	result-SR
#29	メタアナリシス /TH	7,318	result-SR
#30	#22 and #29	0	result-SR
#31	#22 and (メタアナリ /TA or メタ・アナリ /TA or システマティック /TI or metaanal/TA or "meta anal"/TA or "systematic review"/TI)	0	result-SR
#32	#27 or #28 or #30 or #31	1	result-SR
#33	#32 not #25	1	result-SR
#34	(#22) and (RD= ランダム化比較試験 , 準ランダム化比較試験)	0	result-RCT+
#35	#22 and (ランダム /TI or random/TI or rct/TI or cct/TI or "controlled clinical trial"/TI)	0	result-RCT+
#36	クロスオーバー研究 /TH	7,368	result-RCT+
#37	#22 and #36	0	result-RCT+
#38	#22 and (前後比較 /TA or クロス・オーバ /TA or クロスオーバ /TA or "controlled before-after"/TA or "cross over"/TA)	0	result-RCT+
#39	#34 or #35 or #37 or #38	0	result-RCT+
#40	#39 not (#25 or #33)	0	result-RCT+
#41	(#22) and (PT= 総説)	5	(review)
#42	(#22) and ((レビュ /TI not (ライフレビュ /TI or ライフ・レビュ /TI)) or (レヴュ /TI not (ライフレヴュ /TI or ライフ・レヴュ /TI)) or (review/TI not "life review"/TI) or エビデンス /TI or エヴィデンス /TI or evidence/TI)	2	(review)
#43	#41 or #42	7	(review)
#44	#43 not (#25 or #33 or #39)	7	(review)

88002-121 JCOPY

CQ2　認知症とMCIの人に対する支援・非薬物的介入（言語・コミュニケーション以外）

ブロック構造

MEDLINE, 医中誌： <dementia/rh+MCI/rh> or (<dementia+MCI> and <nonpharmacological therapy>)

Cochrane Library： <dementia/rh+MCI/rh> and <nonpharmacological therapy>

MEDLINE（OvidSP）2019. 09. 21　検索履歴

#	Searches	Results	
#1	exp *Dementia/rh	1,098	<dementia/rh>
#2	*Cognitive Dysfunction/rh	226	<dementia/rh>
#3	exp *Dementia/	129,973	<dementia>
#4	*Cognitive Dysfunction/	11,085	<dementia>
#5	(dement* or alzheimer* or lewy* or ftld or ftd or mci or (congnitive adj2 (impairment or disorder* or dysfunction*))).ti,kw.	124,643	<dementia>
#6	or/3-5	168,290	<dementia>
#7	exp *Rehabilitation/	179,763	<nonpharmacological therapy>
#8	exp *Complementary Therapies/	133,552	<nonpharmacological therapy>
#9	exp *Exercise/	123,546	<nonpharmacological therapy>
#10	((nonpharmacological or "non-pharmacological") adj1 therap*).ti,kw.	140	<nonpharmacological therapy>
#11	(cognitive adj2 (training or stimulation or intervention)).ti,kw.	2,000	<nonpharmacological therapy>
#12	"memory training".ti,kw.	477	<nonpharmacological therapy>
#13	"learning therapy".ti,kw.	14	<nonpharmacological therapy>
#14	"errorless learning".ti,kw.	107	<nonpharmacological therapy>
#15	"validation therapy".ti,kw.	24	<nonpharmacological therapy>
#16	(reminiscence or "life review").ti,kw.	982	<nonpharmacological therapy>
#17	"memory book".ti,kw.	6	<nonpharmacological therapy>
#18	"reality orientation therapy".ti,kw.	14	<nonpharmacological therapy>
#19	"exercise program*".ti,kw.	2,476	<nonpharmacological therapy>
#20	"physical exercise".ti,kw.	4,474	<nonpharmacological therapy>
#21	"light therapy".ti,kw.	789	<nonpharmacological therapy>
#22	(aromatherapy or "aroma therapy").ti,kw.	567	<nonpharmacological therapy>
#23	"music therapy".ti,kw.	1,487	<nonpharmacological therapy>
#24	"art therapy".ti,kw.	462	<nonpharmacological therapy>
#25	"horticultural therapy".ti,kw.	49	<nonpharmacological therapy>
#26	("supportive psychotherapy" or "supportive psycho-therapy").ti,kw.	114	<nonpharmacological therapy>
#27	"adl exercise".ti,kw.	0	<nonpharmacological therapy>
#28	"recreation therapy".ti,kw.	33	<nonpharmacological therapy>
#29	"transcranial magnetic stimulation".ti,kw.	6,691	<nonpharmacological therapy>
#30	massage.ti,kw.	4,270	<nonpharmacological therapy>
#31	"massotherapy".ti,kw.	22	<nonpharmacological therapy>
#32	"rehabilitation".ti,kw.	69,151	<nonpharmacological therapy>
#33	"occupational therapy".ti,kw.	5,719	<nonpharmacological therapy>
#34	("multisensory stimulation" adj1 (therapy or training)).ti,kw.	0	<nonpharmacological therapy>
#35	or/7-34	463,560	<nonpharmacological therapy>
#36	6 and 35	5,176	<dementia> and <nonpharmacological therapy>
#37	or/1-2,36	5,750	<dementia/rh> or (<dementia> and <nonpharmacological therapy>)
#38	remove duplicates from 37	5,741	<dementia/rh> or (<dementia> and <nonpharmacological therapy>)
#39	limit 38 to practice guideline	3	result-CPG
#40	"guideline*".ti. not medline.st.	9,382	result-CPG
#41	38 and 40	0	result-CPG
#42	or/39,41	3	result-CPG
#43	limit 38 to (meta analysis or "systematic review")	270	result-SR
#44	(metaanal* or "meta anal*" or "systematic review").ti. not medline.st.	36,114	result-SR
#45	38 and 44	25	result-SR
#46	or/43,45	295	result-SR
#47	46 not 42	295	result-SR
#48	limit 38 to (controlled clinical trial or multicenter study or randomized controlled trial)	1,019	result-RCT+
#49	exp Controlled Clinical Trial/	578,601	result-RCT+
#50	Controlled Before-After Studies/	423	result-RCT+
#51	(randomi* or (random* adj2 (alloc* or select* or assign*)) or rct or cct or "controlled clinical trial*").ti. not medline.st.	30,392	result-RCT+
#52	("controlled before after" or "cross over").ti.	2,943	result-RCT+
#53	or/49-52	610,089	result-RCT+
#54	38 and 53	959	result-RCT+
#55	or/48,54	1,075	result-RCT+
#56	55 not (or/42,47)	1,074	result-RCT+
#57	limit 38 to review	810	(review)
#58	review*.ti. not medline.st.	86,256	(review)
#59	38 and 58	46	(review)
#60	or/57,59	840	(review)
#61	60 not (or/42,47,56)	615	(review)

Cochrane Library（Wiley）2019. 09. 21　検索履歴

#	Searches	Results	
#1	MeSH descriptor: [Dementia] explode all trees and with qualifier(s): [rehabilitation - RH]	219	<dementia/rh>
#2	MeSH descriptor: [Cognitive Dysfunction] explode all trees and with qualifier(s): [rehabilitation - RH]	99	<dementia/rh>
#3	(dement* or alzheimer* or lewy* or ftld or ftd or mci or (congnitive adj2 (impariment or disorder* or dysfunction*))):ti,kw	15,208	<dementia/rh>
#4	((rehabilitation or therapy or control) not (drug or drugs or dose or dosage or pharmaceutical or pharmacological)):ti,kw	245,449	<dementia/rh>
#5	#3 and #4	2,482	<dementia/rh>
#6	#1 or #2 or #5	2,596	<dementia/rh>
#7	MeSH descriptor: [Rehabilitation] explode all trees	32,638	<nonpharmacological therapy>
#8	MeSH descriptor: [Complementary Therapies] explode all trees	18,734	<nonpharmacological therapy>
#9	MeSH descriptor: [Exercise] explode all trees	22,364	<nonpharmacological therapy>
#10	((nonpharmacological or "non-pharmacological") next/1 therapy):ti,kw	14	<nonpharmacological therapy>
#11	(cognitive next/2 (training or stimulation or intervention)):ti,kw	1,852	<nonpharmacological therapy>
#12	memory training:ti,kw	391	<nonpharmacological therapy>
#13	learning therapy:ti,kw	15	<nonpharmacological therapy>
#14	errorless learning:ti,kw	33	<nonpharmacological therapy>
#15	validation therapy:ti,kw	14	<nonpharmacological therapy>
#16	(reminiscence or "life review"):ti,kw	345	<nonpharmacological therapy>
#17	memory book:ti,kw	1	<nonpharmacological therapy>
#18	reality orientation therapy:ti,kw	11	<nonpharmacological therapy>
#19	("exercise program" or "exercise programme"):ti,kw	1,860	<nonpharmacological therapy>
#20	physical exercise:ti,kw	1,036	<nonpharmacological therapy>
#21	light therapy:ti,kw	1,376	<nonpharmacological therapy>
#22	(aromatherapy or "aroma therapy"):ti,kw	686	<nonpharmacological therapy>
#23	music therapy:ti,kw	1,577	<nonpharmacological therapy>
#24	art therapy:ti,kw	239	<nonpharmacological therapy>
#25	horticultural therapy:ti,kw	38	<nonpharmacological therapy>
#26	("supportive psychotherapy" or "supportive psycho-therapy"):ti,kw	55	<nonpharmacological therapy>
#27	adl exercise:ti,kw	0	<nonpharmacological therapy>
#28	recreation therapy:ti,kw	26	<nonpharmacological therapy>
#29	transcranial magnetic stimulation:ti,kw	3,527	<nonpharmacological therapy>
#30	massage:ti,kw	3,404	<nonpharmacological therapy>
#31	massotherapy:ti,kw	26	<nonpharmacological therapy>
#32	rehabilitation:ti,kw	34,645	<nonpharmacological therapy>
#33	occupational therapy:ti,kw	1,595	<nonpharmacological therapy>
#34	("multisensory stimulation" next/1 (therapy or training)):ti,kw	1	<nonpharmacological therapy>
#35	#7 or #8 or #9 #12 or #13 or #14 or #15 #16 or #17 or #18 or #19 or #20 or #21 or #22 or #23 or #24 or #25 or #26 or #27 or #28 or #29 or #30 or #31 or #32 or #33 or #34	80,311	<nonpharmacological therapy>
#36	#11 and #35	384	<dementia/rh> and <nonpharmacological therapy>
	CDSR	2	result-SR
	Cental	382	result-RCT+

88002-121　JCOPY

医学中央雑誌（医中誌 Web）2019. 09. 21　検索履歴

#	Searches	Results	
#1	(認知症 /TH) and (SH= リハビリテーション)	4,841	\<dementia/rh\>
#2	(@ 認知機能低下 /TH) and (SH= リハビリテーション)	297	\<dementia/rh\>
#3	認知症 /TH	103,769	\<dementia/rh\>
#4	認知機能低下 /TH	6,107	\<dementia/rh\>
#5	認知症 /TA or アルツハイマ /TA or レビー /TA or レヴィー /TA or 認知機能低下 /TA or dement/TA or alzheimer/TA or lewy/TA or ftld/TA or ftd/TA or mci/TA or "congnitive impariment"/TA or "cognitive disorder"/TA or "cognitive dysfunction"/TA	75,802	\<dementia/rh\>
#6	#3 or #4 or #5	121,161	\<dementia/rh\>
#7	リハビリテーション /TH not (日常生活活動 /TH not リハビリテーション /MTH)	287,853	\<nonpharmacological therapy\>
#8	代替医療 /TH	96,778	\<nonpharmacological therapy\>
#9	身体運動 /TH	57,241	\<nonpharmacological therapy\>
#10	非薬物 /TA or nonpharmacological/TA or "non-pharmacological"/TA	3,344	\<nonpharmacological therapy\>
#11	認知機能訓練 /TA or 認知刺激 /TA or "cognitive training"/TA or "cognitive stimulation"/TA or "congnitive intervention"/TA	72	\<nonpharmacological therapy\>
#12	記憶訓練 /TA or 学習療法 /TA or エラーレスラーニング /TA or エラーレス・ラーニング /TA or "memory training"/TA or "learning therapy"/TA and "errorless learning"/TA	1	\<nonpharmacological therapy\>
#13	ヴァリデーション療法 /TA or バリデーション療法 /TA or "validation therapy"/TA	20	\<nonpharmacological therapy\>
#14	回想法 /TA or ライフレビュ /TA or ライフ・レビュ /TA or ライフレヴュ /TA or ライフ・レヴュ /TA or reminescence/TA or "life review"/TA	1,077	\<nonpharmacological therapy\>
#15	メモリーブック /TA or メモリー・ブック /TA or "memory book"/TA	21	\<nonpharmacological therapy\>
#16	見当識訓練 /TA or "reality orientation therapy"/TA	35	\<nonpharmacological therapy\>
#17	運動療法 /TA or exercise/TA	26,447	\<nonpharmacological therapy\>
#18	光療法 /TA or "light therapy"/TA	593	\<nonpharmacological therapy\>
#19	アロマセラピ /TA or アロマ・セラピ /TA or アロマテラピ /TA or アロマ・テラピ /TA or aromatherapy/TA or "aroma therapy"/TA	2,552	\<nonpharmacological therapy\>
#20	音楽療法 /TA or "music therapy"/TA	3,179	\<nonpharmacological therapy\>
#21	芸術療法 /TA or "art therapy"/TA	442	\<nonpharmacological therapy\>
#22	園芸療法 /TA or "horticultureal therapy"/TA	219	\<nonpharmacological therapy\>
#23	支持的精神療法 /TA or "supportive psychotherapy"/TA	256	\<nonpharmacological therapy\>
#24	ADL 訓練 /TA	381	\<nonpharmacological therapy\>
#25	レクリエーション療法 /TA or リクリエーション療法 /TA or "recreation therapy"/TA	63	\<nonpharmacological therapy\>
#26	経頭蓋磁気刺激法 /TA or "transcranial magnetic stimulation"/TA	458	\<nonpharmacological therapy\>
#27	マッサージ /TA or massage/TA	6,321	\<nonpharmacological therapy\>
#28	リハビリ /TA or rehabilitation/TA	95,050	\<nonpharmacological therapy\>
#29	作業療法 /TA or "occupational therapy"/TA	16,901	\<nonpharmacological therapy\>
#30	多感覚刺激療法 /TA or "multisensory stimulation therapy"/TA or "multisensory stimulation training"/TA	1	\<nonpharmacological therapy\>
#31	#7 or #8 or #9 or #10 or #11 or #12 or #13 or #14 or #15 or #16 or #17 or #18 or #19 or #20 or #21 or #22 or #23 or #24 or #25 or #26 or #27 or #28 or #29 or #30	447,621	\<nonpharmacological therapy\>
#32	#6 and #31	12,983	\<dementia\> and \<nonpharmacological therapy\>
#33	#1 or #2 or #32	13,700	\<dementia\> and \<nonpharmacological therapy\>
#34	(#33) and (RD= 診療ガイドライン)	2	result-CPG
#35	#33 and (ガイドライン /TI or guideline/TI)	42	result-CPG
#36	#34 or #35	42	result-CPG
#37	システマティックレビュー /TH	2,930	result-SR
#38	#33 and #37	33	result-SR
#39	(#33) and (RD= メタアナリシス)	15	result-SR
#40	メタアナリシス /TH	7,318	result-SR
#41	#33 and #40	45	result-SR
#42	#33 and (メタアナリ /TA or メタ・アナリ /TA or システマティック /TI or metaanal/TA or "meta anal"/TA or "systematic review"/TI)	16	result-SR
#43	#38 or #39 or #41 or #42	68	result-SR
#44	#43 not #36	67	result-SR
#45	(#33) and (RD= ランダム化比較試験 , 準ランダム化比較試験)	77	result-RCT+
#46	#33 and (ランダム /TI or random/TI or rct/TI or cct/TI or "controlled clinical trial"/TI)	43	result-RCT+
#47	クロスオーバー研究 /TH	7,368	result-RCT+
#48	#33 and #47	19	result-RCT+
#49	#33 and (前後比較 /TA or クロス・オーバ /TA or クロスオーバ /TA or "controlled before-after"/TA or "cross over"/TA)	10	result-RCT+
#50	#45 or #46 or #48 or #49	123	result-RCT+
#51	#50 not (#36 or #44)	122	result-RCT+
#52	(#33) and (PT= 総説)	179	(review)
#53	(#33) and ((レビュ /TI not (ライフレビュ /TI or ライフ・レビュ /TI)) or (レヴュ /TI not (ライフレヴュ /TI or ライフ・レヴュ /TI)) or (review/TI not "life review"/TI) or エビデンス /TI or エヴィデンス /TI or evidence/TI)	150	(review)
#54	#52 or #53	321	(review)
#55	#54 not (#36 or #44 or #50)	283	(review)

ブロック構造　<dementia+MCI> and <caregivers> and <nonpharmacological interventions>

MEDLINE (OvidSP) 2019. 09. 21　検索履歴

#	Searches	Results	
#1	exp Dementia/	157,508	<dementia>
#2	Cognitive Dysfunction/	13,382	<dementia>
#3	(dement* or alzheimer* or lewy* or ftld or ftd or mci or (congnitive adj2 (impariment or disorder* or dysfunction*))).mp.	239,236	<dementia>
#4	or/1-3	260,854	<dementia>
#5	*Caregivers/	23,206	<caregivers>
#6	exp *Family/	166,452	<caregivers>
#7	*Home Nursing/	5,251	<caregivers>
#8	(caregiver* or caregiving* or carer* or family or spouse).ti,kw.	165,915	<caregivers>
#9	or/5-8	311,092	<caregivers>
#10	4 and 9	8,991	<dementia> and <caregivers>
#11	Respite Care/	1,003	<nonpharmacological interventions>
#12	Family Nursing/	1,415	<nonpharmacological interventions>
#13	Patient Education as Topic/	82,845	<nonpharmacological interventions>
#14	education.fs.	268,983	<nonpharmacological interventions>
#15	Social Support/	67,673	<nonpharmacological interventions>
#16	14 or 15	332,499	<nonpharmacological interventions>
#17	exp Health Personnel/	490,816	<nonpharmacological interventions>
#18	exp Patient Care Management/	744,969	<nonpharmacological interventions>
#19	exp "Delivery of Health Care"/	1,031,249	<nonpharmacological interventions>
#20	or/17-19	1,671,531	<nonpharmacological interventions>
#21	16 and 20	147,781	<nonpharmacological interventions>
#22	(psychoeducation or psycho-education or psychoguidance or psycho-guidance).tw,kw.	3,247	<nonpharmacological interventions>
#23	"respite care".tw,kw.	729	<nonpharmacological interventions>
#24	"skill training".tw.	910	<nonpharmacological interventions>
#25	"mental support".tw,kw.	80	<nonpharmacological interventions>
#26	"educational intervention for caregivers".tw,kw.	7	<nonpharmacological interventions>
#27	or/11-13,21-26	228,873	<nonpharmacological interventions>
#28	10 and 27	1,660	<dementia> and <caregivers> and <nonpharmacological interventions>
#29	remove duplicates from 28	1,660	<dementia> and <caregivers> and <nonpharmacological interventions>
#30	limit 29 to practice guideline	1	result-CPG
#31	"guideline*".ti. not medline.st.	9,382	result-CPG
#32	29 and 31	0	result-CPG
#33	or/30,32	1	result-CPG
#34	limit 29 to (meta analysis or "systematic review")	72	result-SR
#35	(metaanal* or "meta anal*" or "systematic review").ti. not medline.st.	36,114	result-SR
#36	29 and 35	0	result-SR
#37	or/34,36	72	result-SR
#38	37 not 33	72	result-SR
#39	limit 29 to (controlled clinical trial or multicenter study or randomized controlled trial)	241	result-RCT+
#40	exp Controlled Clinical Trial/	578,601	result-RCT+
#41	Controlled Before-After Studies/	423	result-RCT+
#42	(randomi* or (random* adj2 (alloc* or select* or assign*)) or rct or cct or "controlled clinical trial*").ti. not medline.st.	30,392	result-RCT+
#43	("controlled before after" or "cross over").ti.	2,943	result-RCT+
#44	or/40-43	610,089	result-RCT+
#45	29 and 44	218	result-RCT+
#46	or/39,45	247	result-RCT+
#47	46 not (or/33,38)	246	result-RCT+
#48	limit 29 to review	196	(review)
#49	review*.ti. not medline.st.	86,256	(review)
#50	29 and 49	2	(review)
#51	or/48,50	198	(review)
#52	51 not (or/33,38,47)	136	(review)

Cochrane Library (Wiley) 2019. 09. 21　検索履歴

#	Searches	Results	
#1	MeSH descriptor: [Dementia] explode all trees	5,319	\<dementia\>
#2	MeSH descriptor: [Cognitive Dysfunction] explode all trees	1,008	\<dementia\>
#3	(dement* or alzheimer* or lewy* or ftld or ftd or mci or (congnitive adj2 (impariment or disorder* or dysfunction*))):ti,kw	15,208	\<dementia\>
#4	#1 or #2 or #3	16,207	\<dementia\>
#5	MeSH descriptor: [Caregivers] explode all trees	1,924	\<caregivers\>
#6	MeSH descriptor: [Family] explode all trees	8,561	\<caregivers\>
#7	MeSH descriptor: [Home Nursing] explode all trees	290	\<caregivers\>
#8	(caregiver or caregivers or caregiving or family or families or spouse or spouses):ti,kw	20,610	\<caregivers\>
#9	#5 or #6 or #7 or #8	25,755	\<caregivers\>
#10	#4 and #9	1,831	\<dementia\> and \<caregivers\>
#11	MeSH descriptor: [Respite Care] explode all trees	17	\<nonpharmacological interventions\>
#12	MeSH descriptor: [Family Nursing] explode all trees	36	\<nonpharmacological interventions\>
#13	MeSH descriptor: [Patient Education as Topic] explode all trees	8,372	\<nonpharmacological interventions\>
#14	education:kw	38,193	\<nonpharmacological interventions\>
#15	MeSH descriptor: [Social Support] explode all trees	3,190	\<nonpharmacological interventions\>
#16	#14 or #15	40,573	\<nonpharmacological interventions\>
#17	MeSH descriptor: [Health Personnel] explode all trees	8,191	\<nonpharmacological interventions\>
#18	MeSH descriptor: [Patient Care Management] explode all trees	22,401	\<nonpharmacological interventions\>
#19	MeSH descriptor: [Delivery of Health Care] explode all trees	43,419	\<nonpharmacological interventions\>
#20	#17 or #18 or #19	59,713	\<nonpharmacological interventions\>
#21	#16 and #20	12,479	\<nonpharmacological interventions\>
#22	(psychoeducation or psycho-education or psychoguidance or psycho-guidance):ti,kw	1,458	\<nonpharmacological interventions\>
#23	respite care:ti,kw	39	\<nonpharmacological interventions\>
#24	skill training:ti,kw	184	\<nonpharmacological interventions\>
#25	mental support:ti,kw	0	\<nonpharmacological interventions\>
#26	educational intervention for caregivers:ti,kw	0	\<nonpharmacological interventions\>
#27	#11 or #12 or #13 or #21 or #22 or #23 or #24 #25 or #26	16,948	\<nonpharmacological interventions\>
#28	#10 and #27	288	\<dementia\> and \<caregivers\> and \<nonpharmacological interventions\>
	CDSR	4	result-SR
	Central	284	result-RCT+

医学中央雑誌 (医中誌 Web) 2019. 09. 21　検索履歴

#	Searches	Results	
#1	認知症 /TH	103,769	<dementia>
#2	認知機能低下 /TH	6,107	<dementia>
#3	認知症 /TA or アルツハイマ /TA or レビー /TA or レヴィー /TA or 認知機能低下 /TA or dement/TA or alzheimer/TA or lewy/TA or ftld/TA or ftd/TA or mci/TA or "congnitive impariment"/TA or "cognitive disorder"/TA or "cognitive dysfunction"/TA	75,802	<dementia>
#4	#1 or #2 or #3	121,161	<dementia>
#5	@ 介護者 /TH	8,445	<caregivers>
#6	家族 /TH	94,323	<caregivers>
#7	介護者 /TA or 家族 /TA or caregiver/TA or caregiving/TA or carer/TA or family/TA or spouse/TA	125,186	<caregivers>
#8	#5 or #6 or #7	191,150	<caregivers>
#9	#4 and #8	11,196	<dementia> and <caregivers>
#10	レスパイトケア /TH	8,879	<nonpharmacological interventions>
#11	家族看護 /TH	17,951	<nonpharmacological interventions>
#12	患者教育 /TH	101,688	<nonpharmacological interventions>
#13	社会的支援 /TH	37,819	<nonpharmacological interventions>
#14	保健医療従事者 /TH	319,471	<nonpharmacological interventions>
#15	患者医療管理 /TH	302,528	<nonpharmacological interventions>
#16	保健医療サービス提供 /TH	203,748	<nonpharmacological interventions>
#17	#14 or #15 or #16	683,616	<nonpharmacological interventions>
#18	#13 and #17	13,622	<nonpharmacological interventions>
#19	心理教育 /TA or psychoeducation/TA or psycho-education/TA or psychoguidance/TA or psycho-guidance/AL	2,290	<nonpharmacological interventions>
#20	レスパイトケア /TA or レスパイト・ケア /TA or "respite care"/TA	191	<nonpharmacological interventions>
#21	スキル訓練 /TA or "skill training"/TA	211	<nonpharmacological interventions>
#22	介護者サポート /TA	3	<nonpharmacological interventions>
#23	介護者のセルフケア /TA	6	<nonpharmacological interventions>
#24	認知療法 /TA or 行動療法 /TA or "cognitive therapy"/TA or "behavior therapy"/TA or "behaviour therapy"/TA or "cognitive-therapy"/TA or "behavior-therapy"/TA or "behaviour-therapy"/TA	9,003	<nonpharmacological interventions>
#25	心理サポート /TA or "mental support"/TA	103	<nonpharmacological interventions>
#26	家族指導 /TA or "educational intervention for caregivers"/TA	794	<nonpharmacological interventions>
#27	#10 or #11 or #12 or #13 or #14 or #15 or #18 or #19 or #20 or #21 or #22 or #23 or #24 or #25 or #26	685,033	<nonpharmacological interventions>
#28	#9 and #27	5,529	<dementia> and <caregivers> and <nonpharmacological interventions>
#29	(#28) and (RD= 診療ガイドライン)	1	result-CPG
#30	#28 and (ガイドライン /TI or guideline/TI)	16	result-CPG
#31	#29 or #30	16	result-CPG
#32	システマティックレビュー /TH	2,930	result-SR
#33	#28 and #32	2	result-SR
#34	(#28) and (RD= メタアナリシス)	2	result-SR
#35	メタアナリシス /TH	7,318	result-SR
#36	#28 and #35	2	result-SR
#37	#28 and (メタアナリ /TA or メタ・アナリ /TA or システマティック /TI or metaanal/TA or "meta anal"/TA or "systematic review"/TI)	1	result-SR
#38	#33 or #34 or #36 or #37	3	result-SR
#39	#38 not #31	3	result-SR
#40	(#28) and (RD= ランダム化比較試験 , 準ランダム化比較試験)	12	result-RCT+
#41	#28 and (ランダム /TI or random/TI or rct/TI or cct/TI or "controlled clinical trial"/TI)	2	result-RCT+
#42	クロスオーバー研究 /TH	7,368	result-RCT+
#43	#28 and #42	2	result-RCT+
#44	#28 and (前後比較 /TA or クロス・オーバ /TA or クロスオーバ /TA or "controlled before-after"/TA or "cross over"/TA)	1	result-RCT+
#45	#40 or #41 or #43 or #44	14	result-RCT+
#46	#45 not (#31 or #39)	14	result-RCT+
#47	(#28) and (PT= 総説)	38	(review)
#48	(#28) and ((レビュ /TI not (ライフレビュ /TI or ライフ・レビュ /TI)) or (レヴュ /TI not (ライフレヴュ /TI or ライフ・レヴュ /TI)) or (review/TI not "life review"/TI) or エビデンス /TI or エヴィデンス /TI or evidence/TI)	20	(review)
#49	#47 or #48	54	(review)
#50	#49 not (#31 or #39 or #45)	50	(review)

88002-121　JCOPY

CQ4　認知症やMCIの人と家族介護者の両者に対する支援・非薬物的介入

ブロック構造

  MEDLINE, 医中誌： <dementia+MCI> and <multimodal intervention>

  Cochrane Library: <dementia/pc,rh,th+MCI/pc,rh,th> and <multimodal intervention>

MEDLINE (OvidSP) 2019. 09. 21　検索履歴

#	Searches	Results	
#1	exp Dementia/	157,508	<dementia>
#2	Cognitive Dysfunction/	13,382	<dementia>
#3	(dement* or alzheimer* or lewy* or ftld or ftd or mci or (congnitive adj2 (impariment or disorder* or dysfunction*))).mp.	239,236	<dementia>
#4	or/1-3	260,854	<dementia>
#5	exp Social Work/	17,286	<multimodal intervention>
#6	exp Social Welfare/	56,565	<multimodal intervention>
#7	Public Health Nursing/	10,082	<multimodal intervention>
#8	Social Capital/	765	<multimodal intervention>
#9	Community Networks/	6,718	<multimodal intervention>
#10	Social Environment/	41,992	<multimodal intervention>
#11	Social Support/	67,673	<multimodal intervention>
#12	Social Isolation/	12,852	<multimodal intervention>
#13	exp Insurance, Health/	142,599	<multimodal intervention>
#14	(multi* adj1 intervention*).tw.kw.	7,417	<multimodal intervention>
#15	"community service*".tw,kw.	4,036	<multimodal intervention>
#16	"long term care insurance".tw,kw.	1,033	<multimodal intervention>
#17	or/5-16	351,163	<multimodal intervention>
#18	4 and 17	4,340	<dementia> and <multimodal intervention>
#19	remove duplicates from 18	4,335	<dementia> and <multimodal intervention>
#20	limit 19 to practice guideline	5	result-CPG
#21	"guideline*".ti. not medline.st.	9,382	result-CPG
#22	18 and 21	0	result-CPG
#23	or/20,22	5	result-CPG
#24	[limit 27 to (meta analysis or "systematic review")]	132	result-SR
#25	(metaanal* or "meta anal*" or "systematic review").ti. not medline.st.	36,114	result-SR
#26	19 and 25	11	result-SR
#27	or/24,26	143	result-SR
#28	27 not 23	143	result-SR
#29	limit 19 to (controlled clinical trial or multicenter study or randomized controlled trial)	329	result-RCT+
#30	exp Controlled Clinical Trial/	578,601	result-RCT+
#31	Controlled Before-After Studies/	423	result-RCT+
#32	(randomi* or (random* adj2 (alloc* or select* or assign*)) or rct or cct or "controlled clinical trial*").ti. not medline.st.	30,392	result-RCT+
#33	("controlled before after" or "cross over").ti.	2,943	result-RCT+
#34	or/30-33	610,089	result-RCT+
#35	19 and 34	279	result-RCT+
#36	or/29,35	345	result-RCT+
#37	36 not (or/23,28)	344	result-RCT+
#38	limit 19 to review	605	(review)
#39	review*.ti. not medline.st.	86,256	(review)
#40	19 and 39	12	(review)
#41	or/38,40	616	(review)
#42	41 not (or/23,28,37)	497	(review)

Cochrane Library (Wiley) 2019. 09. 21　検索履歴

#	Searches	Results	
#1	MeSH descriptor: [Dementia] explode all trees and with qualifier(s): [prevention & control - PC, rehabilitation - RH, therapy - TH]	1,064	\<dementia/pc,rh,th\>
#2	MeSH descriptor: [Cognitive Dysfunction] explode all trees and with qualifier(s): [prevention & control - PC, rehabilitation - RH, therapy - TH]	327	\<dementia/pc,rh,th\>
#3	(dement* or alzheimer* or lewy* or ftld or ftd or mci or (congnitive adj2 (impariment or disorder* or dysfunction*))):ti,kw	15,208	\<dementia/pc,rh,th\>
#4	(therapy or rehabilitation or control):ti,kw	676,378	\<dementia/pc,rh,th\>
#5	(drug or drugs or dose or dosage or pharmaceutical or pharmacological):ti,kw	582,069	\<dementia/pc,rh,th\>
#6	#4 not #5	245,449	\<dementia/pc,rh,th\>
#7	#3 and #6	2,482	\<dementia/pc,rh,th\>
#8	#1 or #2 or #7	2,958	\<dementia/pc,rh,th\>
#9	MeSH descriptor: [Social Workers] explode all trees	21	\<multimodal intervention\>
#10	MeSH descriptor: [Social Welfare] explode all trees	834	\<multimodal intervention\>
#11	MeSH descriptor: [Public Health Nursing] explode all trees	67	\<multimodal intervention\>
#12	MeSH descriptor: [Social Capital] explode all trees	10	\<multimodal intervention\>
#13	MeSH descriptor: [Social Environment] explode all trees	4,122	\<multimodal intervention\>
#14	MeSH descriptor: [Social Isolation] explode all trees	280	\<multimodal intervention\>
#15	MeSH descriptor: [Insurance, Health] explode all trees	1,074	\<multimodal intervention\>
#16	MeSH descriptor: [Patient Care Management] explode all trees	22,401	\<multimodal intervention\>
#17	MeSH descriptor: [Delivery of Health Care] explode all trees	43,419	\<multimodal intervention\>
#18	((multi or multiple) next/1 (intervention or interventions)):ti,ab,kw	242	\<multimodal intervention\>
#19	("community service" or "community services"):ti,ab,kw	423	\<multimodal intervention\>
#20	long term care insurance:ti,ab,kw	55	\<multimodal intervention\>
#21	#9 or #10 or #11 or #12 or #13 or #14 or #15 or #16 or #17 or #18 or #19 or #20	59,926	\<multimodal intervention\>
#22	#8 and #21	435	\<dementia/pc,rh,th\> and \<multimodal intervention\>
	CDSR	3	result-SR
	Central	432	result-RCT+

88002-121 JCOPY

医学中央雑誌 (医中誌 Web) 2019. 09. 21　検索履歴

#	Searches	Results	
#1	認知症 /TH	103,769	<dementia>
#2	認知機能低下 /TH	6,107	<dementia>
#3	認知症 /TA or アルツハイマ /TA or レビー /TA or レヴィー /TA or 認知機能低下 /TA or dement/TA or alzheimer/TA or lewy/TA or ftld/TA or ftd/TA or mci/TA or "congnitive impariment"/TA or "cognitive disorder"/TA or "cognitive dysfunction"/TA	75,802	<dementia>
#4	#1 or #2 or #3	121,161	<dementia>
#5	ソーシャルワーク /TH	11,228	<multimodal intervention>
#6	社会福祉 /TH	32,306	<multimodal intervention>
#7	公衆衛生看護 /TH	4,767	<multimodal intervention>
#8	社会関係資本 /TH	612	<multimodal intervention>
#9	社会環境 /TH	81,025	<multimodal intervention>
#10	@ 社会的孤立 /TH	1,572	<multimodal intervention>
#11	社会資源 /TH or 地域包括ケアシステム /TH or 地域包括支援センター /TH	11,679	<multimodal intervention>
#12	医療保険 /TH	13,754	<multimodal intervention>
#13	多面的介入 /TA or (multi/TA and intervention/TA)	303	<multimodal intervention>
#14	マネージメント /TA or マネジメント /TA	36,366	<multimodal intervention>
#15	地域支援 /TA or "community service"/TA	1,724	<multimodal intervention>
#16	介護保険 /TA or "long-term care insurance"/TA	9,627	<multimodal intervention>
#17	#5 or #6 or #7 or #8 or #9 or #10 or #11 or #12 or #13 or #14 or #15 or #16	180,436	<multimodal intervention>
#18	#4 and #17	8,448	<dementia> and <multimodal intervention>
#19	(#18) and (RD= 診療ガイドライン)	2	result-CPG
#20	#18 and (ガイドライン /TI or guideline/TI)	19	result-CPG
#21	#19 or #20	19	result-CPG
#22	システマティックレビュー /TH	2,930	result-SR
#23	#18 and #22	1	result-SR
#24	(#18) and (RD= メタアナリシス)	2	result-SR
#25	メタアナリシス /TH	7,318	result-SR
#26	#18 and #25	9	result-SR
#27	#18 and (メタアナリ /TA or メタ・アナリ /TA or システマティック /TI or metaanal/TA or "meta anal"/TA or "systematic review"/TI)	1	result-SR
#28	#23 or #24 or #26 or #27	11	result-SR
#29	#28 not #21	9	result-SR
#30	(#18) and (RD= ランダム化比較試験 , 準ランダム化比較試験)	6	result-RCT+
#31	#18 and (ランダム /TI or random/TI or rct/TI or cct/TI or "controlled clinical trial"/TI)	0	result-RCT+
#32	クロスオーバー研究 /TH	7,368	result-RCT+
#33	#18 and #32	0	result-RCT+
#34	#18 and (前後比較 /TA or クロス・オーバ /TA or クロスオーバ /TA or "controlled before-after"/TA or "cross over"/TA)	1	result-RCT+
#35	#30 or #31 or #33 or #34	7	result-RCT+
#36	#35 not (#21 or #29)	7	result-RCT+
#37	(#18) and (PT= 総説)	68	(review)
#38	(#18) and ((レビュ /TI not (ライフレビュ /TI or ライフ・レビュ /TI)) or (レヴュ /TI not (ライフレヴュ /TI or ライフ・レヴュ /TI)) or (review/TI not "life review"/TI) or エビデンス /TI or エヴィデンス /TI or evidence/TI)	27	(review)
#39	#37 or #38	94	(review)
#40	#39 not (#21 or #29 or #36)	89	(review)

CQ1 認知症とMCIの人に対する支援・非薬物的介入（言語・コミュニケーション） 引用文献

文献ID	著者	年	研究デザイン	目的	対象者	対象数	評価法・項目	介入・曝露
1	Cadório I ら	2017	系統的レビュー	原発性進行性失語（PPA）タイプごとの意味訓練の汎化と効果の維持について検証すること	2000～2016年の非ランダム化比較試験 25論文	−	認知言語テスト，神経画像	意味訓練（語想起，呼称，意味素性分析など）
2	Croot K	2018	系統的レビュー	PPAにおける喚語困難に対する訓練方法とそれぞれの有効性を検証すること	1990年代～2018年初期の報告 81論文	−	−	①基本的な呼称訓練，②「読んで聞いて復唱する」呼称訓練，③階層的キューによる呼称訓練（意味，音韻，文字ヒント），④意味特性に焦点をあてた呼称訓練，⑤文脈での呼称訓練（文完成，談話）
3	藤田 郁代	2016	その他	訓練効果の意義を検証すること	NF/AV PPA を有する人	2名	標準失語症検査（Standard Language Test of Aphasia：SLTA），失語症構文検査（Syntactic Processing Test of Aphasia-Revised：STA），失語症語彙検査（Test of Lexical Processing in Aphasia：TLPA）	言語訓練
4	Giovagnoli AR ら	2018	ランダム化比較試験	AcHEIによる薬物療法を受けている中等度アルツハイマー病（AD）において，メマンチン単独とメマンチンに音楽療法を組み合わせた介入の言語機能改善に対する効果を比較検証すること	中等度の外来AD者	48名	重症度，言語含む認知機能，認知症の行動・心理症状（Behavioral and Psychological Symptoms of Dementia：BPSD），日常生活活動（Activities of Daily Living：ADL）	音楽療法（非言語アプローチで，楽器によるリズムとメロディ）＋メマンチン
5	Klimova B ら	2015	系統的レビュー	文献展望を行うことで，ADに対する研究の傾向と治療の方向性を検証すること	−	言語機能 1,358論文，社会的介入 702論文，医学的治療 6,615論文の検索結果から，上位50論文を検証	言語：SIB-L, Mini-Mental State Examination（MMSE），Neuropsychiatric Inventory（NPI），Lubben社会ネットワークスケール（Lubben Social Network Scale：LSNS），ADLと手段的日常生活活動（Instrumental Activities of Daily Living：IADL）スコア	−
6	Lin H-C ら	2018	非ランダム化比較試験	認知刺激療法（CST）と回想法について，BPSD特性ごとの有効性を検証すること	老人ホーム入所の認知症高齢者（MMSE17点以下）	105名	MMSEと日本語版 QoL-AD	CST群，回想法群，対照群
7	Marshall CR ら	2018	診療ガイドライン	PPAの特徴，評価，診断，介入に関する展望を知ること	−	−	−	−
8	Maseda A ら	2018	非ランダム化比較試験	多感覚刺激環境（MSSE）の有効性を個別音楽療法と比較検証すること	65歳以上の施設入所重度，最重度認知症者	21名	気分と行動については Interact scale，生物医学指標として心拍数，パルスオキシメーターによる経皮的動脈血酸素飽和度（SpO₂）測定	MSSE，個別音楽療法
9	Orgeta V ら	2015	ランダム化比較試験	家庭で行う家族介護者による個別認知刺激療法（iCST）の認知機能およびQoLに対する有効性ならびに費用対効果を検証すること	地域在住の高齢認知症者（MMSE > 10点以上，タイプ特定なし）	356ペアのうち，プログラムを完了した273ペア	①認知症者に対しては，ADの認知機能障害を評価する認知機能下位尺度（Alzheimer's Disease Assessment Scale-cognitive subscale：ADAS-cog），QoL-AD／家族介護者に対しては，SF-12® Health Survey（SF-12）。②認知症患者に対して，代理によるQoL評価，BPSD，抑ADL，うつ状態の申告，家族介護者に対して，EuroQol 5 dimensions 5-level（EQ-5D），介護レジリエンスの評価。③その他として，クライアントサービス受給指標（Client Service Receipt Inventory：CSRI），質調整生存年（Quality-adjusted life years：QALYs）	iCSTとグループ認知刺激療法（TAU）
10	Orrell M ら	2017	ランダム化比較試験	家庭での家族介護者が行うiCSTの有効性を検証すること	地域在住認知症者，軽度から中等度（MMSE10点以上，年齢記載なし）	356名	認知症者には ADAS-cog, QoL-AD／家族介護者には SF-12／本人と介護者との関係性については Quality of the Carer Patient Relationship（QCPR）Scale，介護者の健康に関するEQ-5D	iCST，対照方法として通常の介入（アクティビティ，治療，サービス）

エビデンスレベル1：SR/RCTのメタ解析，エビデンスレベル2：1つ以上のRCT，エビデンスレベル3：非RCT，エビデンスレベル4：分析疫学的研究（コホート研究／症例対照研究／

88002-121 JCOPY

頻度	期間	主要評価項目 （アウトカム）	結果	結論	エビデンスレベル
週1～6回, 言語聴覚士などの専門家との対面による30分～2時間のセッション,自宅課題は10～60分	2週間～2年間	非訓練語の呼称成績など	意味障害型では意味システムの障害により,意味訓練による汎化は起こりにくく,まれに汎化があっても関連状況に近い語において認められた.さらに関連する概念で混乱を起こす過剰汎化もあった.一方,非流暢型とロゴペニック型は日常生活で訓練語を活用できる汎化が起こりやすい.意味訓練効果の維持パターンは,PPAのサブタイプには影響されず,むしろ継続的な練習,治療期間,セッションの頻度などの他の要因に影響されるようである.	意味訓練効果はいずれのPPAのタイプでも持続しており,非流暢型とロゴペニック型は汎化する可能性があった.しかし意味障害型PPAでは汎化はなく,汎化を訓練目標にはできない.	1
–	–	–	③意味や音韻のヒントによる呼称訓練では,エラーレスにすることで呼称が短期間で改善した.②「読んで聞いて復唱」呼称を文生成課題をあわせて行うと即時的な効果がでたが,持続しなかった.文生成を伴わない②の訓練でも効果はあったが,意味知識がある程度保存されている必要があった.→内側側頭葉の保存がPPAでの呼称訓練の有効性に関与する.エラーレスの有効性については直接的にエラーレスでなかった方法もあるが,階層的なヒントではエラーが起こりにくくなる可能性もある.PPAの呼称訓練の継続は,コミュニケーションパートナーが重要な要素となる.	喚語に対する呼称訓練について,PPAに対して即時的効果があり,その効果は持続するが,汎化の有効性の根拠は少なかった.PPAの呼称訓練に際しては,基礎的な語彙をできるだけ長く検索・喚語できる能力を維持することが目標となり,介護者の理解と協力が重要である.	1
13セッション	40日間	言語機能評価	症例1：5年間介入し,認知症の進行を見据えて変化に対応するスキルと態度を家族指導し,常同行動が出現しても規則的な生活を営めた. 症例2：早期からの介入により生活活動が活発化し,積極的にコミュニケーションをとることができ,社会的孤立を予防できた.	病態が重度化しても,観察法と検査を組み合わせて評価する.PPAは読み書きが長期的に保存されやすい傾向にあるため,読み書きの評価を継続する.CADL質問紙を使用して,日常会話能力を把握する.早期診断と早期介入によって,進行段階に応じた言語聴覚士による指導支援が重要となる.	5
週2回,40分のセッション	24週間	重度度,言語含む認知機能,BPSD,ADL	言語：Severe Impairment Battery Language (SIB-L)に群間差はなかった.NPIのうつ,食欲は音楽療法＋メマンチン群で改善し,NPI総得点は悪くならなかった.	音楽療法＋メマンチンは言語コミュニケーションに有用ではなかったが,BPSDには有用であった.	2
–	–	言語機能	社会的介入に対しては早期から言語聴覚士による専門的介入でコミュニケーション環境を調整でき,家族介護者の負担を減少できる.また特定の薬剤はADの言語機能に効果的である.	進行の初期段階より言語聴覚士による専門的介入や家族介護者を教育することを含めた社会的介入や薬物療法は,ADの言語機能に効果的である.	1
週1回,50分のセッション	10週間	認知機能と人生・生活の質（QoL）	CSTは,攻撃や不安などのBPSDを有するケースにおいて認知機能に関して有効であった.QoLについてCSTが回想法より有用であった.CSTも回想法も効果については持続する可能性が示された.対照介入群において,意欲低下タイプのBPSDではQoLが低下した.	攻撃タイプのBPSDにはCSTが認知機能に対して有効であった.回想法は徘徊や見当識障害タイプに有効である可能性があった.QoLについてはCSTが有効であった.	3
–	–	–	PPAの非薬物療法では生活支援的なケアが行われるが,言語聴覚士による拡大・代替コミュニケーション（AAC）を含めた支援を行うことが重要である.	PPAは言語システムのこれまでの観念を変える知見を与える.PPAに対する介入については機能的リハ的介入にむけた研究が必要である.	–
週2回,30分のセッション	12週間	気分,行動,生物医学的指標	よく話すようになった,集中力があがった,心拍数や血中酸素飽和度が安定した等,両方の方法で効果があった.ただしセッション中のMSSEにおいて音楽療法に比べて視覚刺激に対する反応が高かった.	MSSE,音楽療法とも認知症のBPSDに有効であった.	3
週3回,30分のセッション	25週間	認知機能,QoL,費用対効果	認知症者における認知機能やQoLに関する変化はなかったが,家族との関係性は良好になった.また家族介護者の健康についてのQoLが向上した.費用対効果について,社会的ケアの費用減少を認めたが有意差はなかった.	家族介護者によるiCSTは有効でなかった.ただし,家族との関係性や家族の健康関連QoLの向上を認めた.	2
週2～3回,30分のセッション	25週間	認知機能,QoL	ADAS-cogとQoLについて,iCSTと通常の介入との間に有意差はなかった.一方,関係性や介護者のQoLはiCSTの方が高かった.	iCSTは認知機能や本人のQoLに有効ではなかったが,家族介護者との関係性向上や家族介護者のQoLには有用であった.	2

横断研究），エビデンスレベル5：記述研究（症例報告／ケース・シリーズ），エビデンスレベル6：患者データに基づかない専門委員会や専門家個人の意見

CQ1　認知症とMCIの人に対する支援・非薬物的介入（言語・コミュニケーション）　引用文献

文献ID	著者	年	研究デザイン	目的	対象者	対象数	評価法・項目	介入・曝露
11	Sánchez A ら	2016	ランダム化比較試験	スヌーズレン室におけるMSSEと個別の音楽セッションが，施設入所中の重度認知症者の興奮，感情および認知状態，認知症の重症度に及ぼす影響を比較検討すること	重度認知症者	22名	興奮(Cohen-Mansfield Agitation Inventory:CMAI)，気分（Cornell Scale for Depression in Dementia:CSDD），不安（Rating Anxiety In Dementia：RAID），認知機能（MMSE），認知症重症度（Bedford Alzheimer Nursing Severity scale：BANS-S）	MSSE
12	Young DK-W ら	2019	ランダム化比較試験	中国におけるCSTに太極拳を組み合わせた拡大CSTの有効性を検証すること	地域在住の高齢MCI者（MMSE18点以上）	101名	MMSE, Mattis 認知症重症度スケール（Mattis Dementia Rating Scale：MDRS）	拡大CST（CST＋運動（太極拳））のみ群，通常CST

エビデンスレベル1：SR/RCTのメタ解析，エビデンスレベル2：1つ以上のRCT，エビデンスレベル3：非RCT，エビデンスレベル4：分析疫学的研究（コホート研究/症例対照研究/

CQ1　認知症とMCIの人に対する支援・非薬物的介入（言語・コミュニケーション）　参考文献

文献ID	著者	年	研究デザイン	目的	対象者	対象数	評価法・項目	介入・曝露
1	García-Casal JA ら	2017	非ランダム化比較試験	AD者に対する感情認知の訓練の有用性を検証すること	地域在住の軽度AD者（CDR1）	36名	表情認知課題の成績	実験群（表情認知訓練＋CST），対照群（CSTのみ），通常介入群（薬物療法のみ）
2	Garlinghouse A ら	2018	非ランダム化比較試験	3Dプリントを用いた回想法が認知症の記憶障害を改善させるかについて検証すること	記憶障害を伴う施設入所認知症者，家族介護者，施設スタッフ	認知症者15名，家族13名，スタッフ6名	質的・量的評価	3Dプリントを用いた回想法

エビデンスレベル1：SR/RCTのメタ解析，エビデンスレベル2：1つ以上のRCT，エビデンスレベル3：非RCT，エビデンスレベル4：分析疫学的研究（コホート研究/症例対照研究/

88002-121　JCOPY

頻度	期間	主要評価項目（アウトカム）	結果	結論	エビデンスレベル
週2回，30分	16週間	介入前中後，介入後8週間の興奮，感情および認知機能	MSSE群では，個別音楽セッション群と比較して，RAIDおよびBANS-Sスコアに有意な改善がみられた．焦燥感に関しては，介入16週間後のCMAI総スコアにおいて，MSSE群，個別音楽セッション群ともに介入中に改善がみられたが群間で有意差はなかった．	重度の認知症高齢者において，MSSEは個別音楽セッションと比較して，不安症状および認知症重症度に対してより良い効果をもたらす可能性がある．	2
週2回，60分を14セッション	7週間	認知機能と認知症重症度	拡大CST群が，前半通常介入＋後半拡大CSTの対照群より，MMSEやDRSの得点が良かった．特にMMSEの言語と見当識，DRSの注意の得点が改善した．	高齢MCI者にCST＋太極拳を実施することで，言語や見当識，注意などの認知機能の改善を認めた．	2

横断研究），エビデンスレベル5：記述研究（症例報告/ケース・シリーズ），エビデンスレベル6：患者データに基づかない専門委員会や専門家個人の意見

頻度	期間	主要評価項目（アウトカム）	結果	結論	エビデンスレベル
実験群：20セッション×2,CST群：CST40セッション	20週間	幸福，悲哀，怒り，嫌悪，恐れ，驚愕，中立の表情認知	実験群の表情認知の成績が高く，特に，悲哀，嫌悪，中立の表情認知の成績が高かった．	表情認知のための訓練をCSTと組み合わせて実施することで表情認知能力が向上したことから，社会相互関係性の観点からも訓練を実施することの有用性が示された．	3
－	2週間,1ヶ月	回想法の効果	3Dプリントを手に取ることで触覚や様々な方向から認識でき，回想を促通できた．	複数の感覚を用いた刺激が回想法の効果を修飾する可能性がある．	3

横断研究），エビデンスレベル5：記述研究（症例報告/ケース・シリーズ），エビデンスレベル6：患者データに基づかない専門委員会や専門家個人の意見

CQ2 認知症とMCIの人に対する支援・非薬物的介入（言語・コミュニケーション以外）　引用文献

文献ID	著者	年	研究デザイン	目的	対象者	対象数	評価法・項目	介入・曝露
1	Amieva H ら	2016	ランダム化比較試験	AD に対する認知トレーニング，回想法，および個別の認知療法の効果を通常のケアと比較すること	40 施設の外来 AD 者	653 名	MMSE, Geriatric Depression Scale (GDS), ADAS-cog, NPI, Disability Assessment For Dementia (DAD), Autonomie Gérontologie Groupes Iso-Ressources (AGGIR), Cohen-Mansfield Agitation Inventory (CMAI), Montgomery Åsberg Depression Rating Scale (MADRS), QoL-AD, Zarit 介護負担尺度 (Zarit Burden Interview：ZBI), Resource Utilization in Dementia - Lite Version (RUD Lite)	認知トレーニング，回想法，個別の認知療法
2*	Andrieu S ら	2017	ランダム化比較試験	オメガ 3 多価不飽和脂肪酸の補給と多因子介入（身体活動，認知トレーニング，栄養アドバイス）の単独または組み合わせが，プラセボと比較して認知機能低下に及ぼす効果を検証すること	地域に在住する 70 歳以上の非認知症で，主観的な記憶の訴えがあるか，日常生活で使用する道具が 1 つ以上使用できないか，歩行速度が遅いかのいずれかがある者	1,680 名	4 つの認知機能テスト（自由選択的想起テストと手がかり選択的想起テストの自由想起と総合想起, MMSE の見当識 10 項目, 数字記号置換テスト, カテゴリーネーミングテスト）	多因子介入（認知トレーニング，身体活動，栄養を統合したグループセッションと予防相談）とオメガ 3 多価不飽和脂肪酸
3	Bahar-Fuchs A ら	2019	メタ解析	1) 認知 / 非認知機能に対する認知トレーニング (CT) の効果を検討すること 2) CT の効果を認知刺激やリハビリテーションを含む他の非薬物的介入の効果と比較すること 3) CT の有効性に関連する可能性のある介入と研究デザインに関連する要因を特定すること	軽度～中等度認知症者とその介護者	12～653 名 / 論文, 32 論文, 計約 2,000 名	全体的な認知機能, 長期記憶, ADL 能力, 対象者と介護者の負担, 感情とウェルビーイング	CT
4	Belleville S ら	2018	ランダム化比較試験	MCI 者の認知機能と認知機能に対する記憶訓練の効果を評価し，この効果が日常生活に一般化するかどうか，心理社会的介入から正の効果が得られるかどうかを検討すること	MCI 者	145 名	即時および遅延エピソード記憶複合スコア, GDS, 一般的能力指標 (GAI), ウェルビーイング, Multifactorial Memory Questionnaire (MMQ), Activity of Daily Living Prevention Instrument (ADL-PI)	MEMO program
5	Biasutti M ら	2018	ランダム化比較試験	リズム音楽と即興演奏を用いた認知トレーニングが，高齢者の実行機能に正の効果をもたらすかどうかを検討すること	施設入所中の軽度～中等度の認知障害者と健常高齢者	35 名	MMSE, 言語流暢性検査 (Verbal Fluency Test：VFT), Trail Making Test part A (TMT-A), Attentional Matrices Test (AMT), Clock Drawing Test (CDT)	認知音楽トレーニング
6	Blake M ら	2016	系統的レビュー	認知症ケアにおける園芸療法に関する文献をレビューすること	認知症者	15 論文	MMSE, 感情（不安, 興奮, うつ）	園芸療法
7	Bossers WJ ら	2015	ランダム化比較試験	有酸素運動のみと有酸素運動＋筋トレを比較して，運動機能の改善が認知機能改善に影響するか検討すること	施設入所中の認知症高齢者	109 名	MMSE, ウエクスラー記憶検査 (Wecheler Memory Scale-Reviced：WMS-R), リバーミード行動記憶検査 (Rivermead Behavioral Memory Test：RBMT), Groningen Intelligence Test (GIT), TMT-A, 6分間歩行試験 (6-Minute Walk Test：6MWT), 30 秒椅子立ち上がりテスト (30-second Sit-to-stand Test：30CST), 最大膝伸展筋力, Timed Up and Go Test (TUG), Frailty and Injuries Cooperative Studies of Intervention Techniques-Subtest 4 (FICSIT-4), Figure-of-8 Walk Test (F8W), Groningen Meander Walking Test (GMWT)	有酸素運動＋筋トレ vs 有酸素運動のみ vs 運動なし（社会的支援のみ）
8	Bossers WJ ら	2016	ランダム化比較試験	ADL に関する 2 種類の運動プログラムの効果を比較し，認知症者の ADL 改善の根底にある潜在的な運動および認知介在項目を検討すること	精神科病棟の認知症者	105 名	カッツインデックス (Katz Index), Erlangen Test of Activities of Daily Living (E-ADL) Test, 7-item Physical Performance Test (PPT)	筋トレ, 有酸素運動

エビデンスレベル 1：SR/RCT のメタ解析，エビデンスレベル 2：1つ以上の RCT，エビデンスレベル 3：非 RCT，エビデンスレベル 4：分析疫学的研究（コホート研究 / 症例対照研究）
*は，hand sarch を示す.

88002-121 JCOPY

頻度	期間	主要評価項目（アウトカム）	結果	結論	エビデンスレベル
最初の 3 ヶ月間は毎週 1 時間 30 分，次の 21 ヶ月は 6 週間毎	24 ヶ月	2 年後に中等度から重度の認知症を発症せず生存している割合	主要評価項目に対する効果はなく，認知機能障害，行動障害，無関心，QoL，うつ症状，介護負担，および資源利用において，認知トレーニングと回想法は通常ケアと有意差はなかった．一方，個別の認知トレーニングでは機能障害の低下は有意に抑制され，施設入所も 6 ヶ月遅延した．	AD では集団での認知トレーニングで改善を示さず，個別の認知療法の方が臨床的に有意な結果をもたらした．施設入所を遅らせるためには個別的な介入を検討すべきである．	2
最初の 2 ヶ月間に 120 分のセッションを 12 回（60 分の認知トレーニング，45 分のフィジカルトレーニング，15 分の栄養アドバイス）／ 3 ヶ月目からは毎月 60 分のセッション／ 6 ヶ月ごとに 20 分の個人面談	43 回のグループセッションと 3 回の相談で計 3 年間	認知機能	運動，認知，栄養に関する多因子介入と多価不飽和脂肪酸の単独または併用は，記憶障害を訴える高齢者の 3 年間の認知機能低下に有意な影響を及ぼさなかった．	認知機能障害を予防または遅延させるための効果的な多因子介入戦略と対象者は，特に実社会での設定においては明らかになっていない．	2
ー	2 ～ 104 週間	全体的な認知機能，長期記憶，ADL 能力，対象者と介護者の負担，感情とウェルビーイング	対照群と比較して，一次転帰に対する CT の小～中程度の効果を示す中程度のエビデンス，介入期間後の全体的な認知機能の複合尺度，および二次転帰に対する中程度の効果を示す高品質のエビデンスが得られた．介入期間後の言語流暢性に対する効果は中期的に保持された．	対照群と比較して，CT は介入期間後の全体的な認知機能と言語流暢性に対する小から中程度の正の効果と関連しており，これらの利点は中期的に維持される可能性がある．	1
2 時間のセッションを 8 回	3 ヶ月間	介入前後，介入 3 ヶ月後，6 ヶ月後の即時と遅延の総合的記憶スコア，心理的健康（抑うつ，不安，幸福），介入の一般化効果（日常生活での戦略使用，複雑な日常生活動作での困難，記憶の問題）	介入群は遅延再生のスコアと日常生活での戦略的使用が改善され，介入 3 ヶ月および 6 ヶ月後も維持された．	認知トレーニングは，健忘性 MCI をもつ人の記憶を改善し，その効果は 6 ヶ月間持続し，学習した戦略が日常生活で使用される．認知トレーニングは，MCI 者の認知機能の改善を促進するための有効な方法である．	2
介入群：70 分の音楽トレーニングを隔週で 12 回 対照群：45 分の体操を隔週で 12 回	6 ヶ月間	介入前後の実行機能	介入前後で，MMSE と言語流暢性，時計描画テストが介入群のみで有意に改善した．TMT-A は有意に改善に向かう傾向があった．注意マトリックステストは，対照群のみで有意に低下した．	リズム音楽と即興演奏を用いた認知プロトコルの使用は，認知予備力に関係なく，軽度から中等度の認知障害のある高齢者の認知機能の改善に関連する．	2
ー	ー	園芸療法の効果	認知症者の心の健康，認知された自己同一性，関与のレベルの 3 つの主要なテーマが浮かび上がった．	園芸療法は，専門的な訓練が必要ない安価な治療法であり，認知症者のウェルビーイングを増進する．	1
30 分×週 4 回，筋トレ 2 回＋有酸素運動 2 回または有酸素運動 4 回または社会的支援 4 回	9 週間	介入前，介入後 9 週時の認知機能と運動機能	有酸素運動＋筋トレ群は社会的支援群と比較して，認知機能，視覚記憶，言語記憶，実行機能，歩行持久力，下肢筋力，およびバランスが介入後良好であった．有酸素運動のみ群は社会的支援群と比較して実行機能が介入後良好であった．	有酸素運動のみよりも，有酸素運動と筋トレを組み合わせることで，認知症者の認知機能および運動機能低下を遅延させる．しかし，運動機能の改善と認知機能の改善に有意な関連は認めなかった．	2
30 分×週 4 回，筋トレ 2 回＋有酸素運動 2 回または有酸素運動 4 回または社会的支援 4 回	9 週間	介入期間前後の ADL	カッツインデックス，E-ADL，PPT に群間効果がみられた．筋トレと有酸素運動の複合群運動群では全般的な認知の変化はカッツインデックスの変化を介在し，膝伸展筋力は E-ADL の変化を介在し，膝伸展筋力と歩行耐久力は PPT の変化を介在していた．	身体運動は認知症者の ADL を改善することができるが，改善幅は小さく，運動の種類とは無関係のようである．しかし追加解析では，認知症者の ADL 障害に効果的に対処するには，有酸素運動と筋力運動の併用が有酸素運動のみの運動よりも効果的である可能性が示された．	2

横断研究），エビデンスレベル 5：記述研究（症例報告／ケース・シリーズ），エビデンスレベル 6：患者データに基づかない専門委員会や専門家個人の意見

CQ2 認知症とMCIの人に対する支援・非薬物的介入（言語・コミュニケーション以外） 引用文献（つづき）

文献ID	著者	年	研究デザイン	目的	対象者	対象数	評価法・項目	介入・曝露
9	Boström G ら	2016	ランダム化比較試験	在宅ケアにおける認知症者のうつ症状に対する高強度運動プログラムの効果を評価すること	地域在住認知症高齢者	864名	GDS-15, MADRS	高強度運動プログラム
10	Bourgeois J ら	2016	ランダム化比較試験	AD者における，IADLを再学習するための3つの学習方法の有効性を比較検討すること	AD者	52名	3つのタスクからなるフォーマンステスト, MMSE, NPI	エラー学習，エラーレス学習，感覚検索付きモデリング学習
11	Brini S ら	2018	系統的レビュー	高齢者における身体活動と認知機能低下，およびADとの関連についてのエビデンスを評価すること	MCIを含む地域高齢者	–	ADAS-cog, Rey Auditory Verbal Learning Test (RAVLT), Long Term Data Record (LTDR), 包括的な神経心理学的テストバッテリー (Neuropsychological Test Battery: NTB), Modern Language Teachers Association of Queensland (MLTAQ), Cambridge Cognition Examination (CAMCOG), MMSE	身体活動
12	Brunelle-Hamann L ら	2015	コホート研究	軽度から中等度ADのBPSDに対する認知リハの効果を検討すること	軽度～中等度AD者	15名	NPI, ZBI	在宅認知リハ
13	Bürge E ら	2017	ランダム化比較試験	急性期の精神科病棟に入院中の中等度～重度認知症者のADLに対する運動プログラムの効果を明らかにすること	中等度～重度認知症者	160名	バーセルインデックス(Barthel Index: BI), Functional Independence Measure (FIM)	運動（筋トレ，バランス，歩行）
14	Burton E ら	2015	系統的レビュー	地域在住認知症高齢者の転倒を予防するための運動プログラムの有用性を評価すること	地域在住認知症者	4論文	転倒, Falls Risk for Older People – Community setting (FROP-COM), Berg Balance Scale (BBS), 6MWT, FIM, Short Physical Performance Battery (SPPB), Functional Reach Test (FRT), Sit to Stand, TUG, Perceived Physical Ability (PPA), limits of stability (LOS), Hill step Test, Tandem Test, Face Rating Scale (FRS), Iconographical Falls Efficacy Scale (ICNFES)	運動
15	Callahan CM ら	2017	ランダム化比較試験	2年間のケアと在宅作業療法が機能低下を遅らせるかどうかを比較検討すること	地域在住AD者	180名	Alzheimer's disease cooperative study-activities of daily living (ADCS-ADL), SPPB, Stress Physical Scale Model (SPSM)	在宅作業療法
16	Cammisuli DM ら	2018	メタ解析	AD者の認知機能に対する有酸素運動の効果を評価するために設計されたRCTからのエビデンスを体系的にレビューすること	AD者	8論文，計557名	The Rapid Assessment of Cognitive Functions Test (ERFC), MMSE, ADAS-cog., CAMCOG, RAVLT, Sexually Transmitted Diseases (SDT), Stroop Color and Word Test (SCWT), VFT, CDT, Free and Cued Selective Reminding Test (FCSRT), Boston Naming Test (BNT), Delis-Kaplan Executive Function System Verbal Fluency Test (D-KEFS)	有酸素運動
17	Cancela JM ら	2016	ランダム化比較試験	施設入所中の認知症者の認知機能低下，記憶，抑うつ，機能依存性およびBPSDに対する身体運動プログラムの効果を明らかにすること	施設入所中の認知症者	114名	MMSE, TUG, NPI. Katz Index, Commissariat général au développement durable (CSDD), Fuld Object-Memory Evaluation (FOME)	自転車エルゴ運動
18	Chang YS ら	2015	メタ解析	認知症者の破局的行動，不安，うつ症状および認知機能に対する音楽療法の有効性に関するRCTのメタアナリシスを実施すること	認知症者	279論文	NPI, CMAI, CMAI-short Form, Behavioural Pathology in Alzhimer's disease (BEHAVE-AD), Hamilton Anxiety Rating Scale(HAM-A),RAID, the Multidimensional Observation Scale for Elderly subjects (MOSES), GDS, CSDD, MMSE	音楽療法
19	Chen YL ら	2018	ランダム化比較試験	認知症者に対する音楽デュアルタスクトレーニング (MDTT) により，デュアルタスク中の注意制御を強化できるか検討すること	軽度～中等度認知症者	28名	MMSE, 臨床的認知症尺度 (Clinical Dementia Rating：CDR), TMT-A, 歩行速度，ストライド長, TUG, FES-I, Chinese community-version Cohen-Mansfield Agitation Inventory scale (CMAI-C)	MDTT
20	Chiu HY ら	2018	メタ解析	認知症高齢者の認知機能，行動障害，およびうつ症状に対する現実見当識訓練の効果を調査すること	認知症高齢者	11論文	Clifton Assessment Procedures of the Elderly Behavior Rating Scale (CAPE-BRS), The Das-Naglieri cognitive assessment system (CAS), CGDD, GDS, Gifted Rating Scales (GRS), MMSE, MOSES	現実見当識訓練

エビデンスレベル1：SR/RCTのメタ解析，エビデンスレベル2：1つ以上のRCT，エビデンスレベル3：非RCT，エビデンスレベル4：分析疫学的研究（コホート研究 / 症例対照研究 / *は，hand sarchを示す．

88002-121 JCOPY

頻度	期間	主要評価項目 (アウトカム)	結果	結論	エビデンス レベル
隔週, 45 分	4 ヶ月間	ベースラインと 4 ヶ月, 7 ヶ月のうつ症状	4 ヶ月または 7 ヶ月の GDS-15 と MADRS は 2 群間で有意差なし.	4 ヶ月の高強度運動プログラムは, 地域在住認知症高齢者に対してうつ症状に優れた効果はなかった.	2
30 分	6 週間	介入前, 介入終了後 1 週間および 4 週間の特定の IADL	3 つの学習方法はいずれも同程度の効果であった. 介入は IADL に関する明示的な知識よりも実際のパフォーマンスにおいて, より大きな改善をもたらした.	AD 者への個別介入により IADL の再学習が可能であり, 介入後もその改善が維持されることを確認できた.	2
–	–	認知機能低下	高強度の身体活動, 早期介入は AD の発症を遅らせる.	身体活動が高強度で実施される場合, 認知機能の改善と AD リスクの低減に対して明らかな利点があった.	1
週 2 回, 40～60 分	4 週間	介入 4 週間, および介入終了後 3 ヶ月の BPSD	異常な運動行動 (aberrant motor behaviours:AMB) が介入群で増加した. 両群で研究の後半に妄想症状の有意な減少を認めた.	軽度から中等度 AD 者に個別認知リハが効果的である可能性があった.	4
週 5 回, 30 分	4 週間	介入前後, および介入 2 週間後の ADL	介入群の ADL は時間の経過とともにわずかに減少したが, 対照群では大幅に減少した. 移動項目以外は, 2 群間に有意差はなかった.	中等度から重度の認知症高齢者の ADL は, 急性期の精神科入院中に悪化する. 運動プログラムは移動能力の低下を遅延させるが, 全体的な ADL に大きな影響はない.	2
–	–	転倒	運動介入により転倒リスクが 32% 減少した.	運動プログラムが地域在住認知症高齢者の転倒を予防する可能性がある.	1
合計 24 回	2 年間	介入前後, および介入中の ADL, 身体機能, サルコペニア	両群とも 2 年間にわたって ADCS-ADL が低下した. 2 年後, ADCS-ADL, SPPB, SPSM で 2 群間で差はなかった.	2 年間の在宅作業療法の追加により, AD 者の機能低下が遅延することを明確に示すことはできなかった.	2
–	–	認知機能	有酸素運動が AD 者の認知機能を改善するという証拠はほとんどなかった. 介入後, 全体的な認知機能に対する効果が見られたが, 各認知機能領域の正確な神経心理学的評価は欠如していた. 運動が AD のすべての段階で効果的かどうかは不明であった.	標準化されたプロトコル, 長期のフォローアップを伴うより大規模でより厳密な RCT は, AD 者の認知機能低下に対する有酸素運動の効果について, より良い知見を提供する可能性がある.	1
毎日, 15 分	15 ヶ月間	介入期間前後の認知機能低下, 記憶, うつ症状, 機能依存性および BPSD	対照群で認知機能が有意に低下したが, 介入群ではわずかに改善した. 介入群で BPSD, 記憶機能, および機能的運動性が有意に改善した.	有酸素運動は, 施設入所中の認知症者の認知機能, BPSD, および機能的運動性の改善に大きな影響を与えた.	2
–	–	認知機能・行動障害	音楽療法は, 破局的行動な行動と不安レベルを大幅に改善させた.	音楽療法は, 認知症者の破局的行動や不安およびうつ症状に対してある程度大きな効果を示し, 認知機能に対してもわずかに効果的であった.	1
週 8 回, 60 分	2 ヶ月間	介入期間後の注意制御	介入群のみで注意制御が有意に改善した. 転倒と焦燥は, 対照群と比較して介入群で有意に効果があった.	MDTT は高次の認知処理を必要とし, 注意制御を強化し, 転倒を減らし, 軽度から中等度の認知症者の焦燥を緩和するのに役立つ.	2
週 1～7 回, 30～60 分	4～25.7 週間	認知, 行動障害, うつ症状	現実見当識訓練は認知機能を改善する効果があったが, 行動障害やうつ症状を改善しなかった.	現実見当識訓練は, 認知症高齢者の認知機能の維持と改善のための日常的なケアとなり得る.	1

横断研究), エビデンスレベル 5:記述研究 (症例報告 / ケース・シリーズ), エビデンスレベル 6:患者データに基づかない専門委員会や専門家個人の意見

CQ2　認知症と MCI の人に対する支援・非薬物的介入（言語・コミュニケーション以外）　引用文献（つづき）

文献ID	著者	年	研究デザイン	目的	対象者	対象数	評価法・項目	介入・曝露
21	Coyle H ら	2015	系統的レビュー	認知トレーニング，特にコンピューター化された認知トレーニング（CCT）とバーチャルリアリティ認知トレーニング（VRCT）の有効性を評価すること	MCI 者，認知症者	16 論文	注意，実行機能，認知，言語，処理速度，視空間認知，言語流暢性，作業記憶	CCT, VRCT
22	de Souto Barreto P ら	2015	メタ解析	認知症者の BPSD に対する運動の効果を検討すること	認知症者	18 論文	NPI, GDS, London Psychogeriatric Rating Scale (LPRS), The Symptom Checklist (SCL), Nurses' Observation Scale for Geriatric Patients (NOSGER), Subjective Difficulty Inventory in the daily living of people with DLB (SDI), MADRS, CSDD	運動
23	de Souto Barreto P ら	2017	ランダム化比較試験	施設入所中の認知症者の ADL および身体／認知機能に対する運度の効果を検討すること	施設入所中の認知症者	91 名	ADAS-ADL, MMSE, SPPB, 歩行速度	運動
24	de Souto Barreto P ら	2018	メタ解析	認知症，MCI，および認知機能低下のある高齢者に対する長期運動の効果を評価すること	認知症，MCI，および認知機能低下のある高齢者	5 論文，計 2,878 名	MMSE	長期運動
25	Dimitriou TD ら	2017	系統的レビュー	認知症者の睡眠障害を軽減させる観点から感覚刺激介入を評価すること	認知症者	11 論文	睡眠時間／質	感覚刺激介入（鍼治療，光治療）
26*	Doi T ら	2017	ランダム化比較試験	MCI の認知機能低下予防に関し，長期的かつ構造化された認知的余暇活動プログラムが健康教育プログラムよりも有効であるという仮説を検証すること	地域在住 MCI 者	201 名（ダンス 67 名，楽器演奏 67 名，健康教育対照群 67 名）	MMSE, TMT-A, TMT-B	各群にダンス，楽器演奏，健康教育を実施
27	Dominguez-Chávez CJ ら	2019	系統的レビュー	認知症高齢者の認知機能改善を目的とした音楽療法の現時点でのエビデンスを分析および統合すること	認知症高齢者	5 論文	Autobiographical Memory Interview (AMI), BMT, Consortium to Establish a Registry for Alzheimer's Disease (CERAD), Frontal Assessment Battery (FAB), MMSE, Deferred Prose Memory Test (MPD), Immediate Prose Memory Test (MPI), Severe Impairment Battery (SIB), TMT, 失語症検査 (Western Aphasia Battery：WAB), 成人知能検査 (Wechsler Adult Intelligence Scale：WAIS), WMS	音楽療法
28*	Dorris JL ら	2021	系統的レビュー／メタ解析	MCI または認知症の可能性が高い高齢者において，積極的な音楽制作介入の認知機能，精神的ウェルビーイング，社会参加に対する効果を検証すること	MCI または認知症の可能性が高い高齢者	21 論文	MMSE, Positive and Negative Affect Schedule (PANAS), うつ病自己評価尺度 (Beck Depression Inventory：BDI)	音楽制作介入に関して，Medline (Ovid), APA PsycInfo (Ovid), CINAHL (Ebsco), Embase (Elsevier) を検索
29	Duru Aşiret G ら	2016	ランダム化比較試験	施設入所中の軽度および中等度の AD 者の認知，抑うつ，ADL に対する回想法の効果を検討すること	施設入所中の AD 者	32 名	The Daily Living Activities Observation Form, MMSE, GDS	回想法
30	Fang R ら	2017	系統的レビュー	AD に役立つさまざまな技術，多様な臨床試験，および音楽療法のメカニズムを要約すること	AD 者	12 論文	認知機能，神経心理学的症状，QoL	音楽療法
31	Fleiner T ら	2017	系統的レビュー	BPSD に対する短期運動試験の効果を調査すること	認知症者	5 論文，計 206 名	CSDD, Cognitive Impairment Scale (PAS), CMAI, Psychogeriatric Dependency Rating Scale (PGDRS), GDS, Brief PsychiatricRating Scale (BPRS), Global Assessment of Functioning Scale (GAFS), Philadelphia Geriatric Center Affect Rating Scale (PGCARS), REPDS	身体運動
32	Fukushima RLM ら	2016	系統的レビュー	AD 高齢者の BPSD 症状に対する認知刺激の有効性を評価すること	AD 高齢者	9 論文	GDS, NPI, 改訂長谷川式簡易知能評価スケール(HDS-R), RAID, Minimum data set depression rating scale (MDSDRS), CSDD, Apathy Evaluation Scale (AES), HAM-A, Apathy Scale, BDI, Revised Memory and Behavior Problems Checklist：RMBPC	認知刺激

エビデンスレベル 1：SR/RCT のメタ解析，エビデンスレベル 2：1 つ以上の RCT，エビデンスレベル 3：非 RCT，エビデンスレベル 4：分析疫学的研究（コホート研究／症例対照研究／＊は，hand sarch を示す．

頻度	期間	主要評価項目 （アウトカム）	結果	結論	エビデンス レベル
–	–	認知機能	注意，実行機能，および記憶は改善を示した．ADL は有意な改善がみられなかった．	CCT と VRCT は，認知機能低下ハイリスク者の認知機能の長期的な改善に中程度の効果があった．	1
–	–	BPSD	運動により，BPSD の改善は得られなかったが，抑うつのレベルは改善した．	運動は認知症者の抑うつレベルを低下させる．	1
週2回，60分	6ヶ月間	介入前後，および介入6ヶ月後の ADL および身体／認知機能	介入群と非介入群で有意差なし．	施設入所している認知症高齢者に対して，社会活動よりも運動が健康上の利益をより多くもたらすかどうかを判断するには，大規模で長期にわたる集団 RCT が必要である．	2
–	12ヶ月以上	認知機能	運動による認知症，MCI，認知機能低下のリスクを減らすための有意な効果はなかった．	RCT からのエビデンスは限られており，運動が臨床的に認知障害の発症リスクを減らすことを支持できる結果とは言えなかった．	1
–	–	睡眠障害を軽減	音楽療法，アロマセラピー，および睡眠障害に言及する多感覚環境／スヌーズレンの関連するランダム化比較試験はなかった．	感覚刺激介入は，認知症の介護者にとって安価で実用的である．しかし，認知症者の睡眠障害の軽減に有用なものは光療法のみであった．	1
週1回，60分	40週間	介入前後の認知機能	ダンス群は対照群と比較して記憶想起スコアの改善を示した．ダンス群と楽器演奏群はいずれも，対照群と比較して MMSE スコアが改善した．	ダンスや楽器演奏を含む長期の認知的余暇活動プログラムは，MCI 高齢者において健康教育プログラムと比較して，記憶および一般的認知機能の改善をもたらした．	2
–	–	認知機能	音楽療法の能動的および能動的受動的アプローチが認知症高齢者の認知機能に有意な効果をもたらす．共通の特徴は，音楽療法提供者は音楽療法士または音楽教師であり，その結果，認知機能が向上した．	音楽療法は，安全で安価な介入として，様々なタイプの認知症と重症度の高齢者の認知機能に正の影響を与える補完的な治療法と見なされる．	1
–	–	認知機能，精神的ウェルビーイング，社会的関与の介入前後の比較	音楽は，認知機能に対して小さく肯定的な効果を示した．生活の質および気分の観点からみた精神的ウェルビーイングに関する個々の研究では，正の効果が示された．	音楽制作は，MCI または認知症の可能性が高い高齢者の認知機能に対して，小さいながらも統計的に有意な効果をもつことが示された．	1
週1回，30～35分	12週間	介入期間後と介入セッション後の認知機能とうつ状態	介入群で MMSE と GDS の改善が有意であった．回想法セッションの終了時，介入群で有意な認知機能の改善と抑うつの減少が認められた．	回想法は，施設入所中の軽度から中等度 AD 者の認知機能と抑うつに有益な効果があった．	2
–	–	認知機能	音楽療法が AD に有用であるとの報告や認知症の気分や行動障害，特にうつ，不安，焦燥を軽減するという報告も多かったが，認知機能に対する効果については意見が一致しなかった．	音楽療法は AD に対する有望な介入である可能性があるが，今後，前向き研究，無作為化，盲検化，条件の統一が必要である．また音楽療法と他の認知刺激と組み合わせも検討する必要がある．	1
週3回，30～45分	3～12週間	BPSD	3論文で BPSD の有意な減少と，介入前および対照群と比較して違いが報告された．抑うつ症状に対する運動介入の効果を調査した3論文中，1論文は有意な減少を報告し，2論文は介入前後で違いがないことを報告した．	運動は BPSD の治療において有意義なアプローチとなる可能性がある．	1
–	–	BPSD	抑うつ，無関心，不安が最も頻繁な症状であった．介入後に有意に改善した．	認知刺激は BPSD 症状に効果的であり，AD 者とその介護者の QoL を改善できる可能性が示された．	1

横断研究），エビデンスレベル5：記述研究（症例報告／ケース・シリーズ），エビデンスレベル6：患者データに基づかない専門委員会や専門家個人の意見

文献ID	著者	年	研究デザイン	目的	対象者	対象数	評価法・項目	介入・曝露	
33	Fusar-Poli L ら	2018	メタ解析	認知症者の認知機能に対する音楽療法の効果を検討すること	–	6 論文, 計 330 名	Dementia Behavior Disturbance Scale (DBD), BNT, CERAD, Dementia Screening Battery (DSB), 順唱, dysregulation profile (DP), FAB, FOME, WMS, MMSE, TMT-A, WAB	音楽療法	
34	Giovagnoli AR ら	2017	ランダム化比較試験	能動的音楽療法（AMT）および神経教育（NE）と比較した認知トレーニング（CT）の効果を検討すること	軽度〜中等度 AD 者	39 名	VFT，ソーシャルスキルトレーニング (Social Skills Training：SST)，状態・特性不安検査 (State-Trait Anxiety Inventory：STAI)，BDI，LSNS	CT	
35	Guitar NA ら	2018	系統的レビュー	地域在住 AD 高齢者の実行機能に対する身体運動の有効性を検討すること	地域在住 AD 高齢者	6 論文	CDT, VFT, TMT, SCWT, Semantic Word Fluency	身体運動	
36	Hagovska M ら	2016	ランダム化比較試験	バランス制御と認知機能，歩行スピード，ADL の関係を検討すること	MCI 者	80 名	Balance Evaluation Systems Test (BESTest), TMT, Nine Hole Peg Test (NHPT), TUG (with/without dual task), Bristol Activity of Daily Living Scale (BADLS) Test	CogniPlus 20 training	
37	Henwood T ら	2017	ランダム化比較試験	認知症高齢者に対する水中運動プログラムの身体的および心理社会的な効果を検討すること	施設入所中の中等度〜重度の認知症高齢者	46 名	Step Test, TUG, FRT, 静的立位時間, 敏捷性, 動的／静的バランステスト (dynamic/static balance Test), SPPB	水中運動プログラム	
38	Hernández SS ら	2015	系統的レビュー	AD に対する運動の影響に関する科学文献を特定して特徴づけること	AD 者	14 論文	認知機能, 身体機能, 脳血管疾患, 栄養	筋トレ, 複合的介入, 有酸素運動, 脳トレ, 歩行	
39	Hoffmann K ら	2016	ランダム化比較試験	軽度の AD 者における中強度から高強度の有酸素運動プログラムの効果を明らかにすること	地域在住軽度 AD 者	200 名	Symbol Digit Modalities Test (SDMT), ADAS-cog, Verbal Memory Test (VMT), SCWT, MMSE, ハミルトンうつ病評価尺度 (Hamilton Depression Rating Scale-17：HAMD-17), Alzheimers disease cooperative study-activities of daily living (ADCS-ADL), NPI-12, EQ-5D	中強度から高強度の身体運動	
40	Huang HC ら	2015	メタ解析	回想法が高齢者の認知機能とうつ症状に及ぼす短期および長期（6〜10 ヶ月）の影響を調査すること	認知症高齢者	12 論文	認知機能と抑うつ症状のスコア	回想法	
41	Huntley JD ら	2017	ランダム化比較試験	「チャンキング」に基づく新しい認知トレーニングパラダイムが作業記憶と一般的な認知機能を改善し，前頭前野と頭頂葉の機能的活動の再編成に関連しているかどうかを検討すること	初期 AD 者	30 名	数唱, MMSE, ADAS-cog Logical Memory Task 2, Paried Associates Learning (PAL) Task, VFT, Grammatical Reasoning Test, Odd-Man-Out Reaction Time Test (OMORT), Self-ordered search tasks, TMT-A, fMRI	チャンキング提示法	
42	Ing-Randolph AR ら	2015	系統的レビュー	認知症に関連する不安を軽減するための集団音楽療法について調査し，看護カリキュラムの変更を検討すること	65 歳以上の軽度〜重度の認知症者	8 論文	NPI, RAID, BEHAVE-AD	集団音楽療法	
43*	Istvandity L	2017	系統的レビュー	高齢者の集団に対する音楽と回想法の両方を同等に活用する既存の介入研究で，精神的ウェルビーイングへの効果について報告すること	認知機能の低下した高齢者	5 論文	精神的ウェルビーイング	音楽療法と回想法を組み合わせて実施	
44	Kallio EL ら	2018	ランダム化比較試験	地域在住認知症者の認知機能と HRQoL に対する認知トレーニングの効果を検討すること	地域在住の軽度〜中等度の認知症高齢者	147 名	ADAS-cog, The 15-dimensional (15D) instrument of health-related quality of life	認知トレーニング	

エビデンスレベル 1：SR/RCT のメタ解析，エビデンスレベル 2：1 つ以上の RCT，エビデンスレベル 3：非 RCT，エビデンスレベル 4：分析疫学的研究（コホート研究／症例対照研究）＊は，hand sarch を示す.

頻度	期間	主要評価項目 （アウトカム）	結果	結論	エビデンス レベル
–	–	全体的な認知機能，複雑な注意，実行機能，知覚運動機能，言語，学習と記憶	全てのアウトカムで音楽療法の有意な効果はなかった．全体的な認知機能に対する能動的な音楽療法の有用な効果があった．	認知症高齢者のための補完的な治療として音楽療法を支持していくことが重要である．	1
週2回，45分	3ヶ月	介入前後，および介入3ヶ月後の主体性，エピソード記憶，うつ病，不安，社会的関係	CT後，主体性は大幅に改善したが，AMTとNE後は変化はなかった．エピソード記憶は，CTとAMT後に変化はなく，NE後に悪化した．気分と社会的関係は3群ともに改善した．AMTとNE後に大きく改善した．臨床的に有意な改善を示した患者の割合は，CT後（約62%）がAMT後（約8%），NE後（0%）よりも高かった．3ヶ月後のフォローアップではすべての患者で主体性とエピソード記憶が低下した．	軽度から中等度のAD者において，CTは主体性を改善し，記憶を安定させ，非認知療法（AMT/NE）は心理社会的側面を改善するため，CTと非認知的治療の組み合わせは，臨床的に有用な意味をもつ可能性がある．	2
週2～7回	約16週間	実行機能	運動の結果，6論文中4論文で有意な実行機能の改善を認めた．	身体運動は地域在住のAD高齢者の実行機能を改善するのに効果的かもしれない．	1
週2回，30分	10週間	介入後のバランス制御，認知機能，歩行速度，およびADL	介入群でバランス制御と視覚運動協調，精神運動速度，認知課題がある場合とない場合の歩行速度，ADLで相関があった．対照群では，バランス制御と歩行速度で有意な相関があった．	10週間の認知運動トレーニングは，バランス制御，認知機能，歩行速度，およびADLに関連があった．	2
週2回	12週間	介入前後の機能的および心理社会的因子	両群ともに骨格筋指数と除脂肪量が減少したが，介入群では筋力とサルコペニアへの移行が抑制された．認知症の行動・心理症状の日常生活活動への効果もほぼ有意であり，他の心理社会的指標でも良好な傾向が観察された．	水中運動への参加により身体的および心理社会的に多くの効果が得られた．	2
–	–	認知機能，身体機能，ADL，脳血管疾患，栄養	14論文中13論文でADに対する運動は有用であった．	運動は，ADLとパフォーマンスの改善，BPSD，心血管および心肺の健康，運動の機能的要素（柔軟性，敏捷性，バランス，強度），および持続的注意，視覚的記憶，前頭葉機能などの改善に有用な可能性がある．	1
週3回，60分	16週間	介入前後の認知機能の変化	認知機能，QoL，ADLにおいて，2群間で有意差なし．NPIの変化は2群間で有意差あり．プロトコルを順守した被験者では，対照群と比較してSDMTに有意な効果があり，運動と認知機能の間の用量反応関係が示された．	運動は軽度AD者のBPSDを軽減し，高い参加率と強度で運動した場合，認知機能を維持できた．	2
–	即時および長期（6～10ヶ月）	認知機能とうつ症状のスコア	回想法は，認知機能に小さな影響を及ぼし，うつ症状に中程度の影響を及ぼしたが，長期的な影響はなかった．施設入所中の認知症高齢者は，地域在住認知症者よりも抑うつ症状の改善が大きかった．	回想法が認知症高齢者の認知機能とうつ症状の改善に効果的である．	1
30分，合計18回	8週間	介入前後の作業記憶，認知機能，エピソード記憶，実行機能	介入群では作業記憶と一般的な認知機能が有意に改善した．fMRIでは，介入群は対照群と比較して，課題に関連した外側前頭前野および頭頂葉の活性化が両側で減少していた．	チャンキングに基づく認知トレーニングは，初期ADの認知機能を改善するために，簡便に実施可能な介入である．	2
–	–	介入後の不安レベル	集団音楽療法後，8論文中7論文で不安の減少を報告した．	認知症に関連する不安に対して集団音楽療法は有望である．しかし，研究の数が少なく，方法と定義が多種多様であるため，結論を出すにはエビデンスが不足している．	1
–	–	介入前後の精神的ウェルビーイング	5論文中4論文で，音楽回想療法が参加者のウェルビーイングに肯定的な効果をもたらしていた．	質的な方法や介入方法のマッピングを取り入れたさらなる研究が，既存の知見を補完するものと考えられる．	1
週2回，45分	3ヶ月	ベースライン，3ヶ月目，9ヶ月目のグローバル認知またはHRQoL	介入期間中に両群の認知機能とHRQoLが悪化し，この変化に差はなかった．	体系的な認知トレーニングは，軽度から中等度の認知症の地域生活者の全般的な認知機能やHRQoLに影響を与えなかった．	2

横断研究），エビデンスレベル5：記述研究（症例報告／ケース・シリーズ），エビデンスレベル6：患者データに基づかない専門委員会や専門家個人の意見

文献ID	著者	年	研究デザイン	目的	対象者	対象数	評価法・項目	介入・曝露	
45	Karssemeijer EGA ら	2017	メタ解析	MCI または認知症者の全般的な認知機能に対する認知＋運動の複合的な介入の全体的な効果を定量化すること	MCI または認知症者	RCT10 論文	MMSE, ADAS-Cog, VFT, SDMT, WAIS, DST, レーヴン色彩マトリックス検査（Raven's Coloured Progressive Matrices：RCPM）, Attentional Matrices Test（AMT）, Rey-Osterrieth複雑図形（ROCT）, WMS, Babcock Short Story Test, Bayer Activities of Daily Living Scale（B-ADL）, Alzheimer s disease cooperative study-activities of daily living（ADCS-ADL）, GDS	認知＋運動の複合的トレーニング	
46	Karssemeijer EGA ら	2019	ランダム化比較試験	身体運動と認知的に困難な課題を組み合わせて実施する介入（エクサゲーム）と有酸素運動の効果を検討すること	認知症高齢者	115 名	TMT-A/B, SCWT, 文字流暢性課題（Letter Fluency Test：LFT）, Rule Shift Cards Test, Location Learning Test（LLT）, WAIS, WMS,	エクサゲーム，有酸素運動，リラクゼーションと柔軟体操（対照群）	
47	Kasper E ら	2015	系統的レビュー	認知リハを概念的に定義し，MCI および AD に対するアプローチを評価するための特定の基準を導き出すこと	MCI 者，AD 者	–	記憶，ADL，QoL，実行機能，言語スキル	認知リハ	
48	Kim HJ ら	2016	ランダム化比較試験	AD 者における複合的認知介入の，薬物療法に対する有用性を検討すること	AD の可能性が高い者	53 名	CDR, MMSE, GDS, QoL-AD	芸術，音楽，回想，園芸療法を含む複合的認知認知刺激プログラム	
49	Kim K ら	2017	メタ解析	認知症者に対する認知刺激（CS）の有効性について検討すること	認知症者	14 論文，計 731 名	ADAS-cog, MMSE	認知刺激（CS）	
50*	Kim SJ ら	2019	系統的レビュー／メタ解析	認知機能障害の有無に関わらず，高齢者の認知機能を改善するための介入として楽器演奏を適用した研究をレビューすること	60 歳以上の高齢者	10 論文	–	高齢者，楽器演奏，認知アウトカム指標をキーワードに検索を実施	
51	Lam FM ら	2018	系統的レビュー	身体運動が認知障害や認知症者の身体機能と QoL を改善するか，どのトレーニングプロトコルが身体機能と QoL を改善するか，認知障害レベルや患者の特徴が介入結果にどのように影響するか，を検討すること	MCI 者，AD 者	43 論文，計 3,988 名	Body Mass Index（BMI）, Sit-To-Stand Test（STS）, 柔軟性，歩幅, BBS, FRT, TUG, 歩行速度, 6MWT, デュアルタスク能力, BI, QoL, 転倒	身体運動	
52	Lamb SE ら	2018	ランダム化比較試験	軽度～中等度認知症者の認知障害およびその他の転帰に対する中程度～高強度の有酸素運動および筋力運動トレーニングプログラムの効果を検討すること	軽度～中等度認知症者	494 名	ADAS-cog, MMSE, EQ-5D, QoL-AD, NPI, BADL, 6ヶ月間の転倒と骨折, ZBI	中程度～高強度の有酸素運動および筋力トレ	
53	Lanza G ら	2018	ランダム化比較試験	AD 者に対する指圧と身体活動の組み合わせによる気分，認知，および機能的自立に対する効果を検討すること	うつ症状のある AD 者	12 名	MMSE, GDS, ADL, IADL	活動（指圧＋身体活動）	
54	Lee GJ ら	2018	ランダム化比較試験	新しいコンピューター化された認知リハビリテーションプログラム（Bettercog）と，MCI または認知症者で以前に臨床効果が証明されたコンピューター支援認知リハビリテーション（COMCOG）の臨床効果を比較すること	MCI 者，認知症者	20 名	Seoul Neuropsychological Screening Battery Ⅱ（SNSB-Ⅱ）, MMSE, CDR, BI	Bettercog	
55	Lee HS ら	2016	メタ解析	運動プログラムが認知症の症状を改善することを確認し，最も効果的な運動を選択して運動プログラムの確立に役立てること	認知症者	9 論文	認知機能，身体能力，ADL，心理状態	身体活動	
56	Lewis M ら	2017	メタ解析	3 ヶ月以上の長期の在宅または地域密着型の運動プログラムは，機能を改善し，転倒を減らし，認知障害高齢者の再入院を予防するかを検討すること	地域在住認知障害高齢者	7 論文，計 945 名	BBS, Sit to Stand（STS）Test, 歩行速度, American College of Sports Medicine（ACSM）method, FIM, 6MWT, SPPB, 転倒, 入院, FRT, TUG, BI	運動プログラム	
57	Li DM ら	2017	ランダム化比較試験	認知症者の症状に対する民俗レクリエーションプログラムの効果を検討すること	認知症者	48 名	MMSE, BI, Checklist of Nonverbal Pain Indicators（CNPI）	民俗レクリエーション	

エビデンスレベル 1：SR/RCT のメタ解析，エビデンスレベル 2：1つ以上の RCT，エビデンスレベル 3：非 RCT，エビデンスレベル 4：分析疫学的研究（コホート研究 / 症例対照研究）
＊は，hand sarch を示す．

頻度	期間	主要評価項目 (アウトカム)	結果	結論	エビデンス レベル
–	–	全体的な認知機能，運動機能，注意，ADL，気分	MCI または認知症者の全般的な認知機能に対して認知＋運動の複合介入により小～中程度の正の効果があった．複合介入は，認知症者と MCI ともに有益だった．さらに，複合的介入は，ADL に対して中程度から大きな正の効果と，気分に対する小～中程度の正の効果があった．	MCI または認知症高齢者に対し，認知と運動を組み合わせた複合的介入は臨床的に妥当である．	1
週3回	12週間	介入期間前後，介入期間後24週間目の神経心理学的評価	エクサゲーム群と有酸素運動群は対照群と比較して精神運動速度に有意な改善が認められた．遂行機能，エピソード記憶，ワーキングメモリについては群間で有意な差を認めなかった．	エクサゲームと有酸素運動は精神運動速度を改善する．	2
–	–	認知機能，ADL	認知リハは MCI の記憶能力と ADL を改善することが示された．AD においても効果は小さいが同様の結果が得られた．	十分なサンプルサイズの RCT はほとんどないため，さらなる研究が必要である．	1
1時間，週5回	6ヶ月間	介入期間後および介入6ヶ月後の認知機能の変化	介入群で単語リストの認識と想起テストのスコアが有意に改善したが，CDR に変化はなかった．社会活動は介入群で有意に改善した．介護者の QoL-AD は，6ヶ月後に介入群でわずかに改善した．	地域認知症センターによる複合的な認知機能への介入は，介護者の QoL を高めながら，認知症者の認知機能を維持し，社会活動を高め，うつ症状を軽減するのに役立つ可能性がある．	2
–	–	ADAS-cog，MMSE	認知症者に対する CS の効果は中程度であった．CS 群と対照群の平均差は，ADAS-cog で 2.21，MMSE で 1.41 であった．CS は認知症者の QoL も改善した [95% CI (0.72, 3.38), Z = 3.02, p = 0.003]	CS は認知症者の認知機能と QoL を改善するのに効果的であるが，その効果は小～中程度だった．	1
–	–	介入前後の認知機能	健康な高齢者が対象の 5 論文，MCI 高齢者を対象とした 2 論文，認知症高齢者を対象とした 2 論文，健康な高齢者と MCI 高齢者の両方を対象とした 1 論文に対するメタ解析の結果，楽器演奏には様々なタイプの認知的関与が必要であり，楽器演奏によって目標とする認知領域に異なる影響を与えることが明らかになった．	様々な種類の楽器の演奏はそれぞれ特定の認知領域と関連しており，認知機能の低下を認める高齢者の特定の認知領域を対象とした介入に楽器演奏が効果的である可能性が示された．	1
–	–	筋力，柔軟性，歩行，バランス，可動性，歩行持久力，デュアルタスク実施能力，ADL，QoL，転倒	身体運動は STS，歩幅，BBS，FRT，TUG，歩行速度，6MWT の改善に対して強いエビデンス．柔軟性と BI の改善に対して弱いエビデンス．デュアルタスク実施能力，ADL が改善しなかったことに対して弱いエビデンス，QoL が改善しなかったことに対して強いエビデンスがあった．転倒に対する運動の効果は明らかではなかった．運動は身体機能の低下に対して正の効果があったが，認知能力に対しては効果がなかった．	様々なレベルの認知障害者に対して，身体機能を改善するためには，1 日約 60 分，週 2～3 日の監督付き複合的運動が適している．	1
週2回	4ヶ月	介入期間前後の認知機能障害	65％がセッションの 75～100％に出席した．12 ヶ月目の ADAS-cog は運動群で 25.2，通常ケア群で 23.8 に増加し，運動群の方が悪かった．6 分間歩行距離は 6 週間時点で改善を認めた．4 論文で重篤な有害事象が報告された．	中程度～高強度の有酸素運動と筋力トレは，軽度～中等度の認知症者の認知機能障害の進行を遅らせる効果はない．運動プログラムは体力を改善したが，他の臨床転帰に目立った改善はなかった．	2
週1回	10ヶ月	認知機能，うつ状態，ADL	介入群で MMSE，ADL，GDS が改善した．介入前後の差分分析では，介入群のみ GDS スコアの有意な減少が認められた．	指圧と身体活動の組み合わせは，身体活動のみと比較して，AD 者のうつ症状を改善した．	2
30 分，合計 12 回	3 週間	認知機能，ADL	Bettercog 群で MMSE，SNSB-II が有意に改善した．しかし，両群ともに最終的な MMSE，CDR，SNSB-II に有意差はなかった．両群で BI は介入期間後に改善した．	Bettercog は認知機能の改善に効果的である．	2
–	–	身体能力，ADL，認知機能，心理状態	運動プログラムによる効果量は，身体能力が 1.05 で高効果量，ADL が 0.73 でやや高効果量，認知機能 が 0.46 で中効果量，心理状態が 0.39 で中効果量より低い結果であった．	認知症者の身体活動は身体能力の改善に影響を及ぼし，複合運動が最も効果的な身体活動であった．	1
–	3ヶ月以上	身体／認知機能，転倒，再入院	長期運動プログラムは，ADL 自立度を中程度かつ有意に改善し，IADL 自立度を少量かつ有意に改善した．長期運動はバランスを改善した．2 論文の研究結果は，長期運動プログラムが認知障害高齢者の転倒も減らすことを示していた．しかし，再入院に対する運動の影響についての報告は限定されていた．	長期の在宅および地域密着型の運動プログラムは，認知障害のある地域高齢者の機能を改善する．	1
週3回，40～50分	16週間	介入前後の認知機能，ADL，認知症の行動・心理症状(BPSD)	介入群では，MMSE と BI が有意に増加し，CNPI は有意に減少した．対照群では，MMSE が有意に減少し，BI と CNPI は有意差はなかった．	民俗レクリエーションプログラムは，認知機能，日常生活の能力，BPSD を改善する可能性がある．	2

横断研究），エビデンスレベル 5：記述研究（症例報告 / ケース・シリーズ），エビデンスレベル 6：患者データに基づかない専門委員会や専門家個人の意見

CQ2　認知症と MCI の人に対する支援・非薬物的介入（言語・コミュニケーション以外）　引用文献（つづき）

文献ID	著者	年	研究デザイン	目的	対象者	対象数	評価法・項目	介入・曝露
58	Li HC ら	2019	メタ解析	認知症者のうつ症状を軽減するためのさまざまな介入頻度による音楽療法の有効性を検討すること	認知症者	7 論文	GDS, CSDD, NPI	音楽療法
59	Liang JH ら	2018	メタ解析	軽度〜中等度 AD または MCI 高齢者を対象に、4 種類の介入，身体運動（PE），音楽療法，コンピューター化された認知トレーニング（CCT），および薬物療法としての栄養療法（NT）を比較し，最も効果的なものを特定すること	軽度〜中等度 AD または MCI 高齢者	17 論文	MMSE, NPI·	PE, MT, CCT, NT
60	Liu-Ambrose T ら	2016	ランダム化比較試験	軽度虚血性血管認知障害（SIVCI）成人の認知機能および日常機能に対する有酸素運動の有効性を検討すること	SIVCI 者	70 名	ADAS-cog, 実行検査（Executive Interview：EXIT25），ADCS-ADL	有酸素運動
61	Lyu J ら	2018	ランダム化比較試験	AD 者の認知機能，精神的ウェルビーイングに対する音楽療法の効果を検討すること	軽度，中等度，重度の AD 者	298 名	MMSE, World Health Organization-University of California-Los Angeles Auditory Verbal Learning Test：WHO-UCLA AVLT），即時再生，遅延再生，VFT, Caregiver Distress Scale (KCSS), BI	歌唱，歌詞の朗読
62	Mahendran R ら	2018	ランダム化比較試験	MCI 高齢者におけるアート・セラピー（AT）および音楽回想活動（MRA）の効果を検討すること	地域在住の MCI 高齢者	68 名	RAVLT, 遅延再生，再認，WAIS, DST, Color Trails Test (CTT), GDS, GAI, Sleep quality using VAS, QIAamp DNA Blood Mini Kit (QIAamp)	AT, MRA
63	Makizako H ら	2015	コホート研究	軽度〜中等度の身体活動（PA），その総実施時間，海馬の体積，および記憶の関連性を検討すること	MCI 者	310 名	加速度計	–
64	Maltais M ら	2019	ランダム化比較試験	施設入所中の認知症者への 6 ヶ月間の運動または社会活動介入と介入 6 ヶ月後の ADL 能力を検討すること	施設入所中の認知症者	85 名	MMSE, SPPB, ADCS-ADL-sev, NPI, Algoplus, 簡易栄養状態評価表（Mini Nutritional Assessment：MNA）	運動
65	Margenfeld F ら	2019	メタ解析	認知症者に対する徒手マッサージの有効性の証拠を収集すること	認知症者	9 論文	CMAI, NPI, ZBI, Salivary Cortisol, CSDD, sympathetic activity, parasympathetic activity, DOLOPLUS-2 Scale, Campbell Scale, MMSE, BI, Observed Emotion Rating Scale (OERS), CT of the brain	徒手マッサージ
66	Maseda A ら	2018	ランダム化比較試験	施設入所中の重度認知症高齢患者の気分，行動，生物医学的パラメーターに対する，MSSE および個別の音楽セッションの影響を検討すること	施設入所中の重度認知症高齢者	21 名	心拍数（HR），SpO$_2$	MSSE，個別の音楽セッション
67*	Matsuzono K ら	2016	非ランダム化比較試験	ドネペジル（D）投与中の AD 者に対するリハビリテーション（R）の上乗せ効果を検討すること	MMSE スコア 15〜25 の AD 者	55 名（薬物療法のみ D 群 23 名，薬物療法＋リハビリテーション D+R 群 32 名）	年齢，MMSE, MRI による脳室周囲高強度，深部白質高度，donepezil 用量	理学療法，作業療法，言語療法
68	Middelstädt J ら	2016	ランダム化比較試験	施設入所中の認知症者の認知機能，QoL, BPSD, および ADL に対する認知刺激の影響を検討すること	施設入所中の軽度〜中等度認知症者	71 名	MMSE, NPI-NH, ADAS-cog, QoL-AD, NPI-NH, ADCS-ADL	認知刺激
69	Millán-Calenti JC ら	2016	系統的レビュー	65 歳以上の AD 者における興奮の非薬物的管理に焦点を当てた RCT を系統的レビューすること	65 歳以上の AD 者	8 論文	CMAI, Agitated Behavior Rating Scale (ABRS), PAS, NPI,BEHAVE-AD	感覚刺激介入
70	Moreira SV ら	2018	系統的レビュー	AD 者の記憶に対する音楽による治療の有効性を評価すること	AD 者	4 論文，計 179 名	CDR, MMSE, ADAS-cog, RMBPC, GDS, DAD, ADL, IADL, WMS, BNT, WAB, TMT, FAB, AMT, DST, MPI/MPD, CMAI, Geriatric Music Therapy Profile (GMP), Scala di valutazione dellattivita' musicoterapeutica (SVAM)	音楽療法

エビデンスレベル 1：SR/RCT のメタ解析，エビデンスレベル 2：1 つ以上の RCT，エビデンスレベル 3：非 RCT，エビデンスレベル 4：分析疫学的研究（コホート研究 / 症例対照研究 /
＊は，hand sarch を示す．

88002-121 JCOPY

頻度	期間	主要評価項目 （アウトカム）	結果	結論	エビデンス レベル
–	–	介入期間の違いによる うつ症状の改善度合い	6 週間，8 週間，16 週間の音楽療法はうつ症状を大幅に軽減することが明らかになった．	中期的な音楽療法は，認知症者のうつ症状を軽減するのに適切かもしれない．	1
–	–	認識機能，BPSD	認知機能について評価した論文は 15 論文あり，MMSE に関しては PE が有効であった．BPSD を評価した論文は 5 論文あり，NPI に関しては CCT が有効であった．	本研究は PE と CCT がそれぞれ認知機能と BPSD を有意に改善する可能性を示した．さらに，これらの非薬物療法は NT などの薬物療法よりも優れている可能性がある．	1
週 3 回，60 分	6 ヶ月	介入期間前後，および介入後 6 ヶ月の認知機能，高次脳機能，ADL	介入群は対照群と比較して，介入後，ADAS-cog が有意に改善したが，介入後 6 ヶ月では有意差がなかった．EXIT-25 および ADCS-ADL は，介入後と介入後 6 ヶ月で 2 群間に有意はなかった．	通常のケアと比較して，軽度 SIVCI を有する地域在住成人における 6 ヶ月間，週 3 回の有酸素運動は有効であった．	2
毎日 2 回，30〜40 分	3 ヶ月	ベースライン，3 ヶ月目，6 ヶ月での認知機能，神経心理学的症状，ADL	歌唱は，歌詞の朗読と比較し言語流暢性を改善し，精神症状と介護者の苦痛を軽減するのに効果的である．歌唱は軽度 AD 者の記憶力と言語能力を高め，中等度または重度 AD 者の精神状と介護者の苦痛を軽減するのに効果的である．ただし，軽度〜重度の AD 者の ADL に有意な影響はなかった．	歌唱を用いた音楽療法は認知機能と精神的ウェルビーイングを高めるのに効果的であり，AD 関連症状を管理するための代替アプローチとして推奨できる．	2
最初の 3 ヶ月は毎週，その後隔週	6 ヶ月間	ベースライン，3 ヶ月目，9 ヶ月目の神経認知領域，心理的ウェルビーイング，およびテロメア長	AT 群では，神経認知機能が 3 ヶ月目に対照群に比べて改善し，9 ヶ月目も持続した．3 ヶ月と 9 ヶ月では抑うつと不安，9 ヶ月でテロメア長に若干の改善が見られたが有意ではなかった．MRA 群でも対照群に比べ同様の改善がみられたが，有意ではなかった．介入に関連した有害事象は認められなかった．	訓練を受けたスタッフが「アート・アズ・セラピー」および「アート・サイコセラピー」として提供するアート・セラピーは，認知機能の改善に大きく貢献した可能性がある．	2
–	–	海馬体積，記憶指標	中等度の PA は年齢調整後も海馬体積と関連したが，軽度の PA および全 PA は関連しなかった．軽度の PA と中等度の PA はともに記憶との関連はみられなかった．中等度の PA は記憶と直接的には関連しないが海馬体積に有意に寄与し，海馬体積の減少は記憶の低下と有意かつ直接的に関連することが示された．	適度な活動による MCI 高齢者の記憶に対する良い効果は海馬の体積を介している可能性がある．軽い活動は MCI 高齢者の認知症リスクを低減させない可能性がある．	4
週 2 回，60 分	6 ヶ月	介入期間前後，および介入期間後 6 ヶ月の ADL 能力	社会活動の参加者と比較して，運動介入に参加した人は，ADCS-ADL-sev スコアが大幅に減少し，IADL も減少した．	対照群である社会的介入参加者の ADL と IADL は維持したが，運動群の ADL と IADL 能力は急激に低下した．	2
–	–	認知機能，抑うつなどの BPSD	平均変化量のプール解析で，Cohen Agitation Inventory を用いた研究では 6 研究 395 名，Cornall Scale of Depression in Dementia を用いた研究では 3 研究 193 名が登録され，対照群と比較して徒手マッサージの有用性が示された．	徒手マッサージは，BPSD を改善するための非薬物療法として有用である可能性がある．	1
週 2 回，30 分	12 週間	介入前中後のバイオマーカー	2 群とも気分と行動に即時的な正の効果をもたらした．介入前後で MSSE 群は刺激のよる視覚的フォローアップで，音楽群はリラックスと幸福度で改善した．HR の減少と SpO$_2$ の増加が，両群の介入前後に観察されたが，有意差はなかった．	いずれの介入も，短期間の気分と行動障害のコントロールとバイオマーカーの数値の改善に効果的であるようであり，重度認知症患者における非薬物療法の有効性を強調している．	2
週 1〜2 回，60 分	1 年間	1 年後の認知機能	D 群と D＋R 群では，年齢，MMSE，脳室周囲病変，深部白質病変，薬剤量のベースラインデータに有意差はなかったが，1 年後の MMSE は，D＋R 群のみ 21.7 から 24.0 に改善したのに対し，D 群のそれは，21.5 で留まった．	リハビリテーションと薬物の併用は，1 年後の AD 者の認知機能に対して，薬物のみの治療よりも良好な効果を示した．	3
週 2 回	8 週間	介入期間前後と介入後 6 週間の神経心理学的検査の結果	時間×グループの有意な相互作用はなかった．認知機能や QoL のベースラインが低いと改善が予測された．いずれもうつ症状が軽度なほど改善を示した．	抑うつの治療が施設入所者への認知刺激の肯定的な結果に最も関連していると考えられた．	2
–	–	興奮	音楽療法は，施設入所中の中等度〜重度 AD の興奮の管理に最適である．光線療法は，興奮の観察的評価に関して臨床的に有意な効果はないが，介護者の評価による身体／言語的興奮を低下させる．セラピューティックタッチは，身体的な非攻撃的な行動を減らすのに効果的である．オイルアロマセラピーと行動管理技術は，興奮を管理するのに優れていない．	AD の興奮を管理するための非薬物的介入の有効性と長期的効果を確認するには，臨床試験でのさらなる研究が必要である．	1
–	10 週間〜6 ヶ月間	記憶	AD 者の記憶障害を治療するために音楽を使用することの利点を示した．	このレビューは音楽療法に肯定的な結果であるが，RCT の数が少ないため，利用可能なエビデンスとして一貫性がない．	1

横断研究），エビデンスレベル 5：記述研究（症例報告 / ケース・シリーズ），エビデンスレベル 6：患者データに基づかない専門委員会や専門家個人の意見

文献ID	著者	年	研究デザイン	目的	対象者	対象数	評価法・項目	介入・曝露
71	Morris JK ら	2017	ランダム化比較試験	26 週間の指導士付き有酸素運動プログラムが，初期 AD の記憶，実行機能，機能的能力，およびうつ症状に及ぼす影響を検討すること	初期 AD 者	68 名	Memory Composite, Executive Function Composite, CSDD, Gray Matter Volume (GMV), 6MWT	指導士付き有酸素運動
72	Muñiz R ら	2015	ランダム化比較試験	再現性のある認知・運動刺激介入（CMSI）の効果を検証すること	軽度～中等度の外来 AD 者，MCI 者	84 名	ADAS-cog, Frequently Asked Questions (FAQ), GDS, Index of ADL, ZBI, BPSD に対する薬物療法頻度，通所リハ利用，施設入所	認知・運動刺激療法
73	Ng QX ら	2017	系統的レビュー	認知症者に対するドールセラピーの効果を検討すること	認知症者，AD 者	12 論文	認知，行動，感情の症状，全体的な健康状態	ドールセラピー
74*	Ngandu T ら	2015	ランダム化比較試験	認知機能低下のリスクがある一般高齢集団の認知機能低下を予防するための多因子介入の効果を検証すること	認知症のリスクのある地域在住高齢者・MCI 者（60～77 歳）	1,260 名	NTB	多因子介入（食事，運動，認知トレーニング，血管リスクモニタリング）と一般的な健康アドバイス
75	Nyman SR ら	2018	系統的レビュー	認知症者の身体活動を増加させる行動変容技術（BCT）の潜在的な可能性の証拠を体系的にレビューすること	認知症者	19 論文	身体活動，アドヒアランス	行動変容技術（BCT）
76	Öhman H ら	2016	ランダム化比較試験	AD 者が身体機能と転倒リスクに対する運動介入からどのような効果を得るか検討すること	軽度または進行性 AD 者	194 名	チャールソン併存疾患指数（Charlson Comorbidity Index：CCI），MMSE, CDR, FIM, 転倒回数	身体機能と転倒のリスクへの運動介入
77	Okamura H ら	2018	ランダム化比較試験	認知症高齢者の注意力と集中力，認知力，ADL を改善するために考案した運動と認知トレーニングを組み合わせた複合システムの有効性を検討すること	認知症者	100 名	TMT-A, MMSE, N 式老年者用日常生活活動作能力評価尺度（N-ADL）	運動と認知トレーニング
78	Olley R ら	2018	メタ解析	認知症の治療における非薬物療法のエビデンスを調べること	認知症者	85 論文	攻撃性，徘徊，不安，アパシー，睡眠障害	非薬物療法
79	Panza GA ら	2018	メタ解析	AD のリスクがある者，または AD 者の認知機能に対する運動の効果を検討すること	AD のリスクがある者，または AD 者	19 論文	認知機能	運動
80	Park JH ら	2018	ランダム化比較試験	非特異的コンピュータートレーニング（NCT）と認知特異的コンピュータートレーニング（CCT）の違いを調査すること	MCI 者	78 名	DST, RAVLT, Rey Complex Figure Test and Recognition Trial (RCFT), WAIS-Block Design Test (BDT), TMT-B, SCWT	NCT（任天堂 Wii），CCT（CoTras）
81	Peluso S ら	2018	系統的レビュー	動物介在療法の認知症や精神疾患の患者の感情および BPSD や ADL に対する効果を検討すること	認知症者	16 論文	APADEM-NH, 行動基準評定尺度 (Behaviorally Anchored Rating Scales：BARS), BEHAVE-AD, BMI, CSDD, Functional Ambulation Categories (FAC), Fugl-Meyer Assessment (FMA), Group B Streptococcus (GBS), GDS, irritability and agitation, Lawton's Modified Behavior Stream (LMBS), MMSE, MOSES, N-ADL, NPI, QoL-Q, Quality of Life in Late-Stage Dementia (QUALID), RAID, Scale for Social Adaptive Functioning Evaluation (SAFE), SIB, MMSE	動物介在療法

エビデンスレベル 1：SR/RCT のメタ解析，エビデンスレベル 2：1 つ以上の RCT，エビデンスレベル 3：非 RCT，エビデンスレベル 4：分析疫学的研究（コホート研究 / 症例対照研究 / ）
＊は，hand sarch を示す.

頻度	期間	主要評価項目 (アウトカム)	結果	結論	エビデンス レベル
毎週，150分	26週間	ベースライン，13週目，26週目の機能的能力	有酸素運動は，機能の向上に関連していた．記憶，実行機能，またうつ症状の他の主要な結果測定に対する介入の明確な効果はなかった．しかし，心肺機能の変化は，記憶能力と両側海馬容積の変化と正の相関があった．	早期AD者に対する有酸素運動は，機能的能力の向上と関連している．運動による心肺機能の増加は，記憶能力の改善と海馬萎縮の減少に関連があり，心肺機能の増加が脳に対する効果を促進する上で重要である可能性がある．	2
週2回	3年間	2，3年時点でのADL，IADL	CMSIはADLについては2年目，3年目でも有効．IADLは2年目までしか効果がなかった．	CMSIによる長期的な認知・運動刺激は，AD者において，介護者に余分な主観的負担をかけることなく，機能的な利益をもたらすことが示された．	2
－	－	認知，行動，感情の症状，全体的な健康状態	ドールセラピーによって認知，行動，感情の症状が緩和され，全体的な健康状態が改善され，認知症者は外部環境との関係を深めることができる．	ドールセラピーは認知症ケアに効果的であり，パーソン・センタードケアの精神とよく一致しており，認知症者に適用されるべきである．	1
週1〜3回の筋トレと週2〜5回の有酸素運動と認知トレーニング（10回のグループセッションとパーソナルコンピュータープログラムを用いた72回の個別セッション）と食事指導，血管リスク管理	2年間	認知機能	2年後のNTB総Zスコアの推定平均変化量は，介入群で0.20（SE 0.02, SD 0.51），対照群で0.16（0.01, 0.51）であった．1年ごとのNTB総スコアの変化の群間差は0.022（95% CI 0.002〜0.042，$P = 0.030$）であった．有害事象は介入群46名（7%），対照群6名（1%）に発現した．最も多かった有害事象は筋骨格系疼痛（介入群32名［5%］，対照群なし）であった．	この大規模，長期，無作為化対照試験から得られた知見は，多因子介入が，認知症のリスクのある一般高齢者集団の認知機能を改善または維持する可能性を示している．	2
－	－	身体活動	9つの試験の19の論文で，行動アウトカム（非常に有望2，かなり有望1，非有望2）または介入アドヒアランス（かなり有望1，非有望4）に関する身体活動の知見が報告された．介入全体で13のBCTが用いられた．介入のアドヒアランスを高めることが期待できるBCTはなかったが，身体活動行動のアウトカムを改善することが期待できるBCTは，目標設定（行動），社会的支援（特定せず），信頼できる情報源を利用することの3つであった．	目標設定（行動），社会的支援（不特定多数），信頼できる情報源の利用は有望なアプローチだが，認知症者の身体活動介入へのアドヒアランスを向上させることが期待できる手法はなかった．	1
週2回	12ヶ月	介入後の身体機能の低下とFIMの変化，介入期間中の転倒発生率	軽度AD者では，身体機能の低下は，対照群よりも介入群の方が遅かった．12ヶ月後のFIMの変化は，介入群で-2.7，対照群で-10.1で有意差があった．介入群の転倒発生率比は0.47であった．	定期的な運動は，軽度AD者の機能低下の速度を遅延させ，重度AD者の転倒を減らす可能性がある．	2
－	6週間	注意力と集中力，認知機能，ADL	2群間の評価尺度を比較した結果，すべてのスコアで有意な交互作用が認められた．	運動と認知トレーニングを組み合わせた複合システムは，認知症者の注意力と集中力を高め，認知機能とADLを改善するのに効果的である．	2
－	－	行動障害	認知症者の最も一般的な行動障害を，攻撃性，徘徊，興奮，無関心，睡眠障害として特定した．音楽療法とアロマセラピーが最も多く研究された非薬物療法だった．他にも10の非薬物的療法が特定されたが，十分なエビデンスがなかった．	特定されたすべての非薬物療法は行動障害に対する治療として使用できるが，適応，使用法，および有効性に関するエビデンスは不十分である．	1
週3〜4日	137.05±44.95分/週，45.2±17.0分/回	認知機能	運動は認知機能に対して適度な有効性を示した．グループ内分析では，運動群で認知機能が改善したのに対し，対照群では認知機能が低下した．有酸素運動は認知機能に対してある程度の効果を示したが，他の種類の運動ではみられなかった．	ADまたはADのリスクのある者に生じる認知機能の低下を，運動によって遅らせる可能性があり，有酸素運動が最も好ましい効果を持つ可能性がある．	1
週3回	10週間	介入後の認知機能，HRQoL	10週間後，WAISサブテストはNCTグループで有意に高かった．	MCI高齢者の認知機能とHRQoLを改善するためにNCTはCCTよりも優れていた．	2
－	1回〜16週間	感情，BPSD，ADL	大多数の研究は以下の理由で方法論的に弱かった．サンプルサイズが少ない，RCTではない，対照群の欠如，マッチング不良，盲検の欠如，介入内容が不明確，評価不十分，短期間のみの評価にとどまっている．	動物介在療法は，認知症や精神疾患の患者の感情，BPSDやADLに利益をもたらす可能性がある．社会的スキルとコミュニケーションスキルを促進し，言語とボディランゲージと相互作用を促進し，幸福，自尊心，前向きな心構えを高め，余暇活動に参加したいという欲求を高めている可能性がある．	1

横断研究），エビデンスレベル5：記述研究（症例報告/ケース・シリーズ），エビデンスレベル6：患者データに基づかない専門委員会や専門家個人の意見

文献ID	著者	年	研究デザイン	目的	対象者	対象数	評価法・項目	介入・曝露
82	Perttila NM ら	2018	ランダム化比較試験	運動介入と転倒に関連するとされる薬剤が AD 者の転倒リスクとどのように相互作用するかを調査すること	地域在住 AD 者	194 名	転倒回数, 投薬状況	運動
83	Petersen S ら	2017	ランダム化比較試験	認知症関連の症状の治療における動物型ロボットの有用性を明らかにすること	認知症高齢者	61 名	RAID, CSDD, GDS, HR, SpO₂, Galvanic Skin Response (GSR)	動物型ロボット (PARO)
84	Pongan E ら	2017	ランダム化比較試験	AD 者の慢性疼痛, 気分, QoL, および認知に対する合唱と絵画のセッションの有効性を判断すること	軽度 AD 者	59 名	Numerical Rating Scale (NRS), The Social Vulnerability Scale (SVS), 簡易疼痛質問票 (brief pain inventory：BPI), STAI, GDS, EQ-5D, Rosenberg Self-Esteem Scale (RSES), FCSRT, TMT, Digit Symbol Substitution Test (DSST), 数唱, Stroop Test, Letter and Category (VFT), FAB	合唱, 絵画
85	Press-Sandler O ら	2016	系統的レビュー	認知症者の BPSD に対するアロマセラピー治療の有効性に関する文献をレビューすること	認知症者	7 論文, 計 417 名	CMAI, PGCAR, NPI, PAS	アロマセラピー
86	Raglio A ら	2015	ランダム化比較試験	認知症者の BPSD に対する能動的な音楽療法および個別の音楽鑑賞の効果を検討すること	中等度〜重度の認知症および BPSD がある者	120 名	NPI, CSDD, Cornell-Brown Scale (CBS) for -QoL, Music Therapy (MT) Check List-Dementia	能動的な音楽療法, 個別の音楽鑑賞
87	Rodakowski J ら	2015	系統的レビュー	MCI 者および初期認知症高齢者に対する非薬物療法の効果を検討すること	MCI 者, 初期認知症高齢者	32 の RCT	MMSE, ADAS-cog., daily activity performance, self-efficacy, and QoL.	認知トレーニング, 身体運動, 心理療法的介入
88	Rodríguez-Mansilla J ら	2015	ランダム化比較試験	認知症者の痛み, 不安, 抑うつの改善に対する耳指圧とマッサージの効果を検討すること	高齢者向け住宅に住む 65 歳以上の認知症者	111 名	DOLOPLUS-2, CSDD	耳指圧とマッサージ
89*	Röhr S ら	2021	その他	認知症の発症予防に関する認知・運動複合プログラムを含む多因子介入の効果を人種やライフスタイル, 文化の異なる地域で検証する研究における COVID-19 パンデミックへの対応を明らかにすること	30 ヶ国以上の地域在住高齢者	−	−	−
90*	Rosenberg A ら	2018	ランダム化比較試験	認知機能の低下に対する多因子介入に対して, 患者背景, 社会経済的地位, ベースラインの認知機能, 心血管因子が介入効果に影響を与えるかを検討すること	認知症のリスクのある地域在住高齢者・MCI 者 (60 〜 77 歳)	1,260 名	患者背景 (性別, 年齢, 教育), 社会経済的地位 (収入), 認知機能 (MMSE), 心血管因子 (肥満度, 血圧, コレステロール, 空腹時血糖値, 心血管リスク), 心血管合併症	多因子介入 (食事, 運動, 認知, 血管リスク管理) と一般的な健康アドバイス
91	Sánchez A ら	2016	ランダム化比較試験	スヌーズレン室における MSSE と個別の音楽セッションが, 施設入所中の重度認知症者の興奮, 感情および認知状態, 認知症の重症度に及ぼす影響を比較検討すること	重度認知症者	22 名	CMAI, CSDD, RAID, sever MMSE, BANS-S	MSSE
92	Satoh M ら	2017	ランダム化比較試験	音楽を用いた身体運動 (ExM) が認知刺激 (CS) と比較して認知症者の認知機能と ADL を改善するかどうかを検討すること	軽度〜中等度認知症者	62 名	MMSE, RCPM, LM, TMT-A, FIM, Behave-AD, Voxel-based Specific Regional analysis system for Alzheimer's Disease (VSRAD)	ExM
93	Schneider J	2018	その他	芸術活動が心理社会的ケアの定義にどのように対応するかを示すこと	認知症者	−		芸術活動
94*	Shimada S ら	2018	ランダム化比較試験	認知活動と身体活動を組み合わせた 40 週間のプログラムの認知効果および運動効果を健康教育プログラムの効果と比較すること	地域在住の 65 歳以上の MCI 者	308 名	MMSE, WMS, RAVLT, 運動機能, 脳萎縮の程度	介入群：認知活動と身体活動に焦点を当てた複合的活動プログラム対照群：健康増進クラス

エビデンスレベル 1：SR/RCT のメタ解析, エビデンスレベル 2：1 つ以上の RCT, エビデンスレベル 3：非 RCT, エビデンスレベル 4：分析疫学的研究（コホート研究 / 症例対照研究）
*は, hand sarch を示す.

88002-121 JCOPY

頻度	期間	主要評価項目 （アウトカム）	結果	結論	エビデンスレベル
週2回	1年間	介入期間中の転倒発生率	転倒発生率は降圧剤あり＋運動介入群で年に0.5回だったが，対照群で年に1.5回だった．向精神薬あり＋運動介入群は年に0.7回だったが，対照群は年に2回だった．	運動は，降圧薬と向精神薬を使用しているAD者の転倒リスクを減らす可能性がある．	2
週3回，20分	3ヶ月間	介入前後のストレスと不安，および投薬量	RAID，CSDD，GSR，SpO_2が増加し，HR，鎮痛薬および向精神薬の使用は減少した．	動物型ロボットは認知症高齢者のストレスと不安を軽減し，向精神薬と鎮痛薬の使用を削減した．	2
週1回，2時間	12週間	12週目，16週目の慢性疼痛，気分障害，QoL，認知機能	合唱と絵画は，有意に疼痛，不安，QoL，数唱，および抑制プロセスが改善した．抑うつは絵画のみで減少し，言語記憶能力は絵画で低下した．	合唱と絵画は，軽度AD者の痛みを軽減し，気分，QoL，および認知機能を改善する可能性がある．抑うつや記憶に対する絵画と合唱の効果は異なっている．	2
–	10日間～12週間	BPSD	介入期間は研究間で異なり，3論文で効果がなかったと結論付け，3論文で効果的であったと結論付けた．1論文は明確な結論を引き出すことができなかった．	結果の違いは，対象，オイルの種類，介入期間の違いではなく，投与方法に起因する．オイルが嗅覚系の近くに適用されたときに良い結果が得られていた．	1
週2回	10週間	BPSD，QoL	2群間で行動評価に有意差はなく，経時的な低下を示した．	能動的な音楽療法および音楽鑑賞は，BPSDに対しては有意な影響はない．	2
–		身体/認知機能	代償手段に焦点を当てた認知トレーニングおよび選ばれた心理療法的介入は，認知機能の変化と日常生活の関係になんらかの影響を与える可能性がある．	非薬物的介入の価値をより良く評価するためには，(1)「早期認知機能低下」の普遍的基準の採用，(2)複合的介入の概念化，運用，実施に関するガイドラインの遵守，(3)日常生活への介入の影響の一貫した特徴づけ，(4)臨床的成果の長期フォローアップと長期フォローに有意味な評価，を行うことが推奨される．	1
週5回	3ヶ月間	介入期間中および，介入1ヶ月後，2ヶ月後の痛み，不安，うつ	耳指圧群は，痛みと抑うつに関し，治療期間中および1ヶ月後のフォローアップにおいて，マッサージ療法群よりも良好な改善を示した．痛みと不安は3ヶ月目に最も良い効果が観察された．	耳指圧とマッサージは，痛み，不安，抑うつに関して，対照群より良い結果を示し，耳指圧はより多くの改善を示した．	2
–	–	–	パンデミックにより，研究者は募集計画を変更し，評価と介入実施のスケジュールを中断し，遠隔介入と評価のプロトコルに移行した．これらの変更の必要性は，試験デザインと分析において，治療の意図によるアプローチ，柔軟性，施設内層別化，中間出力予測，感度分析の重要性を強調するものであった．	同様の方向性をもつ臨床試験の世界的なネットワークにより，文化，地域環境，パンデミックの段階を越えて，パンデミックへの対応の有効性を評価することができるようになる．	6
週1～3回の筋トレと週2～5回の有酸素運動と認知トレーニング（10回のグループセッションとパーソナルコンピュータープログラムを用いた72回の個別セッション）と食事指導，血管リスク管理	2年間	認知機能と他の因子の交互作用	認知機能の低下に対する多因子介入に対して，患者背景，社会経済的地位，ベースラインの認知機能，心血管因子は，介入効果に対する反応を修飾しなかった（交互作用のP値＞0.05）	多因子の介入は，参加者の特徴にかかわらず有益であり，認知症のリスクの高い大規模な高齢者集団にも実施可能である．	2
週2回，30分	16週間	介入前中後，介入後8週間の興奮，感情および認知機能	MSSE群では，個別音楽セッション群と比較して，RAIDおよびBANS-Sスコアに有意な改善がみられた．焦燥感に関しては，介入16週後のCMAI総スコアにおいて，MSSE群，個別音楽群ともに介入中に改善が見られたが群間で有意差はなかった．	重度の認知症高齢者において，MSSEは個別音楽セッション群と比較して，不安症状および認知症重度度に対してより良い効果をもたらす可能性がある．	2
週1回，40分	6ヶ月間	介入前後の認知機能とADL	介入後，両群ともに視空間認知機能が有意に改善した．FIMとVSRADは，ExM群で維持できたが，CS群で悪化した．	ExMは，記憶を除いて，CSよりも軽度から中等度の認知症者の認知機能とADLに正の効果をもたらす．	2
–			芸術活動は，直接的に感情的な解放または喜びをもたらす．また，介護者に強い目的意識，決意，献身を与える．さらにコミュニティ全体に対して思いやりと意識を高める効果をもたらす．	芸術活動は，認知症の診断の有無にかかわらず，私たち全員に豊かな経験を提供する．	6
介入群：週1回，90分 対照群：週3回×40週	40週間	介入前後の認知機能	対照群と比較して介入群ではMMSEのスコアおよびWMSが有意に高く，運動機能，非記憶領域の機能が有意に向上し，左内側側頭葉萎縮も軽減した．	認知活動と身体活動を組み合わせることで，MCI，特に記憶障害型のMCI高齢者の認知・身体能力が改善または維持される．	2

横断研究），エビデンスレベル5：記述研究（症例報告/ケース・シリーズ），エビデンスレベル6：患者データに基づかない専門委員会や専門家個人の意見

CQ2 認知症と MCI の人に対する支援・非薬物的介入（言語・コミュニケーション以外）　引用文献（つづき）

文献ID	著者	年	研究デザイン	目的	対象者	対象数	評価法・項目	介入・曝露
95	Silva AR ら	2017	ランダム化比較試験	3つの異なるリハビリテーションプログラムを用い, 心理状態, 認知機能, QoL の指標について検討すること	軽度 AD 者	51 名	GDS-30, Adults and Older Adults Functional Inventory (IAFAI), basic activities of daily living (BADL), IADL, The World Health Organization Quality of Life Assessment (WHOQOL) -OLD	Memo +, SenseCam, Written diary
96	Sobol NA ら	2016	ランダム化比較試験	地域在住の軽度 AD 者の身体機能に対する有酸素運動の効果を検討すること	地域在住軽度 AD 者	200 名	MMSE, SDMT, NPI, 最大酸素摂取量 (VO₂max), TUG, 快適／最大歩行速度, STS, 身体活動量 (PASE), 運動に対する自己効力感	有酸素運動
97	Song YW ら	2016	メタ解析	複数的な認知介入, コンピューターベースの介入, および記憶訓練プログラムが認知症者にどのような影響を及ぼしたか明らかにすること	認知症者	13 論文, 計 474 名	RBMT, Hospital Anxiety and Depression Scale (HADS), Independent Living Scales (ILS), Test of Everyday Attention (TEA), MMSE, NPI, WMS LM-Thematic Apperception Test (TAT), Relative Wall Thickness (RWT), ADAS-cog, Cical Global Impression of Change (CGIC), Addenbrooke's Cognitive Examination-Revised (ACE-R), Short Cognitive Performance Test (SKT), Brief Assessment of Prospective Memory (BAPM), Hopkins Verbal Learning Test-Revised (HVLT-R), BNT, Benton Controlled Word Association Test (COWA), Hong Kong Lawton Instrumental Activities of Daily Living Scale (HKLIADL)	複数的な認知介入, コンピューターベースの介入, 記憶訓練
98	Sopina E ら	2017	ランダム化比較試験	AD に対する中強度～高強度の有酸素運動プログラムの費用対効果を検討し, 参加者報告および代理人報告による健康関連 QoL の指標を用いて増分費用効果比 (ICER) を推定すること	軽度 AD 者	200 名	Euro QoL-5, EQ-Visual Analogue Scale (VAS)	指導者付きの中強度から高強度の有酸素運動
99	Ströhle A ら	2015	系統的レビュー	AD 者と MCI 者の認知機能改善のための薬物療法と運動介入の有用性を分析すること	AD 者, MCI 者	45 論文	SIB, MMSE, ADAS-cog, Sibling Knowledge Interview (SKI), ERFC, SDT, VFT, TMT, WMS-R, RBMT	薬物療法, 運動介入
100	Strøm BS ら	2016	系統的レビュー	認知症者に対する感覚刺激介入とその効果について概観し, 理論的および方法論的特徴を提示すること	認知症者	55 論文	興奮／攻撃性, BPSD, うつ／気分, 睡眠, 不安, QoL／幸福, 情緒, 心理的ストレス, 栄養状態, 転倒／バランス, 機能, 痛み, コミュニケーション	感覚刺激
101*	Sugimoto T ら	2021	その他	認知症の発症予防に関する認知・運動複合プログラムを含む多因子介入の効果を日本で検証すること	65～85 歳の地域在住高齢者	認知症のリスクをもつ地域在住高齢者	MMSE, Montreal Cognitive Assessment (MoCA), CogEvo, National Center for Geriatrics and Gerontology-Functional Assessment Tool (NCGG-FAT), GDS, BI, Lawton IADL, EQ-5D, FCSRT, WMS, TMT, DSST, VFT, WAIS, 高齢者総合的機能評価 (comprehensive geriatric assessment : CGA), LSNS	生活習慣病管理, 運動, 栄養, 認知トレーニングの複合的介入を行う多因子介入
102	Tari AR ら	2019	系統的レビュー	運動によって誘発される神経保護の潜在的な全身メディエーターに関する最近の文献をレビューすること	認知症者, AD 者	–	全身メディエーター	運動
103	Telenius EW ら	2015	ランダム化比較試験	認知症の施設入所者の身体機能と精神的健康に対する 12 週間の高強度運動プログラムの長期効果を検討すること	認知症の施設入所者	170 名	入所期間, 歩行自立, 診断の有無, 薬物治療の有無, BBS, CST, National Weather Service (NWS), BI, MMSE, QUALID, CSDD, NPI, affective symptom, agitation symptom, Apathy symptom	12 週間の高強度機能運動プログラムと座位での注意制御活動
104*	Tokuchi R ら	2016	非ランダム化比較試験	AD 者に対するガランタミン単独療法とガランタミン＋外来リハビリテーション併用療法の効果を比較検討すること	AD 者	86 名（ガランタミン単独群, 45 名, ガランタミン＋外来リハビリテーションとの併用群, 41 名）	MMSE, FAB, GDS, Apathy Scale, Abe's Behavioral and Psychological Symptoms of Dementia Score (ABS)	理学療法, 作業療法, 言語療法

エビデンスレベル 1：SR/RCT のメタ解析, エビデンスレベル 2：1つ以上の RCT, エビデンスレベル 3：非 RCT, エビデンスレベル 4：分析疫学的研究（コホート研究／症例対照研究／
*は, hand sarch を示す.

頻度	期間	主要評価項目 (アウトカム)	結果	結論	エビデンス レベル
週2回, 60分, 11回	6ヶ月間	介入前, 1週後, 6ヶ月後の3つのアウトカム指標	SenseCam群とMemo＋群は, Diary対照群と比較して, 有意にうつ症状が軽減された. QoLの指標には介入効果は認めなかった. 介入直後の効果はフォローアップでは保持されなかった.	3つのリハビリテーションプログラムのうち2種類を行うことで, うつ症状や手段的日常生活動作が改善し, 少なくとも短期的には, 認知機能だけでなく幸福感を促すことができる.	2
週3回, 60分	16週間	介入期間前後の身体機能の変化量	2群間で心肺機能および運動の自己効力感においてベースラインからの変化量に有意差があった. さらに, 66.6%以上の運動への参加は, シングルタスクの身体的パフォーマンスとデュアルタスクのパフォーマンスに有意な正の効果があった.	有酸素運動は, 地域在住軽度AD者の心肺機能, シングルタスクの身体機能, デュアルタスクのパフォーマンス, および運動の自己効力感を改善する可能性がある.	2
–	–	効果量	効果量分析の結果, 記憶訓練は効果量「大」, コンピューターベースの介入は「中」, 複数的な認知介入は「小」であり, 3つの介入方法はすべてで有意差があった.	運動介入は一般的に適用される範囲内では費用対効果が低いことを示していた. しかし介入のコストは, 医療・社会的ケアの利用を減らすことによる潜在的な節約によって相殺されるかもしれない.	1
週3回, 60分	16週間	経済的およびHRQoLデータの費用効果	介入費用は, 参加者一人あたり, 交通費込みで608ユーロ, 交通費なしで496ユーロと推定された. 介入群の参加者と介護者は, 16週間後にEuro QoL-5とEQ-VASでわずかな正の改善を報告したが有意ではなかった. ICERは, 参加者報告では72,000ユーロ／質調整生存年, 介護者報告では87,000ユーロと推定された.	運動介入は一般的に適用される範囲内では費用対効果が低いことを示していた. しかし介入のコストは, 医療・社会的ケアの利用を減らすことによる潜在的な節約によって相殺されるかもしれない.	2
–	–	SMCRに基づく, 治療中止率と標準化平均変化スコア	投与中止率は0～49%で, 中央値は18%であった. AD者においてプラセボと比較して, ガランタミンとリバスチグミンで有意に高い中止率が認められた. 薬物療法はADで認知機能に小さな効果をもたらし, MCIでは効果がなかった. 運動介入は, AD者で中等度から強い効果あり, MCI者で小さな効果があった.	薬物治療はAD者の認知機能に小さいながらも重要な影響を及ぼし, 運動はAD者とMCI者の認知機能を改善する可能性がある.	1
–	–	興奮／攻撃性, BPSD, うつ／気分, 睡眠, 不安, QoL／幸福, 情緒, 心理的ストレス, 栄養状態, 転倒／バランス, 機能, 痛み, コミュニケーション	55論文中33論文で感覚刺激介入に有意な効果を示した. QoLと幸福感を評価した5論文を除いて, 主に否定的な行動に対する感覚刺激介入の効果が報告されていた. 感覚刺激介入は, 音楽, 光線療法, 指圧／リフレクソロジー, マッサージ／アロマセラピー, ドールセラピー／動物介在療法／おもちゃ療法, ソナスプログラム, スヌーズレンの7つのカテゴリに分類された.	特定の介入の適切な実質的背景を明らかにするには, さらに多くの研究が必要である. ただし, ほとんどの研究が, 理論的根拠に基づいて介入を行っている. コミュニケーションやQoLに対する感覚刺激の影響を測定するには, さらに多くの研究が必要である.	1
–	18ヶ月	初回評価時点から18ヶ月後評価時点までの認知機能の変化量	–	プロトコル論文・現在進行中	6
–	–	全身メディエーター	–	BDNFやFNDC5／irisinなどの運動誘発性の血液由来生体分子が, 認知機能に対する運動の利点を媒介する強力なメディエーターであり, より良い新しい治療戦略の基礎を形成する可能性がある.	1
週2回	12週間	12週間後の運動機能, 感情症状, 焦燥, アパシー	介入群はBBSが12週間後平均2.7点改善したが対照群は悪化した. さらに, 介入群では, NPI（焦燥）が良好であった.	12週間の高強度機能運動プログラムはバランスと焦燥に対して正の効果がある.	2
週1～2回, 60分	6ヶ月	6ヶ月後の認知機能, 抑うつ, アパシー, BPSD	ガランタミン単独群は治療開始6ヶ月まで全てのスコアが安定していたが, Apathy Scaleは3ヶ月でガランタミン＋リハビリテーション群で有意な改善を示し, 6ヶ月でMMSEとFABが改善した. GDSとABSは変化を示さなかった.	ガランタミンと外来リハビリテーションの併用療法は, ガランタミン単独療法に比べ, 認知機能, 感情機能の両面で優れた効果を示した.	3

横断研究), エビデンスレベル5：記述研究（症例報告／ケース・シリーズ）, エビデンスレベル6：患者データに基づかない専門委員会や専門家個人の意見

CQ2　認知症と MCI の人に対する支援・非薬物的介入（言語・コミュニケーション以外）　引用文献（つづき）

文献ID	著者	年	研究デザイン	目的	対象者	対象数	評価法・項目	介入・曝露
105	Toots A ら	2016	ランダム化比較試験	高強度の機能的運動プログラムが ADL の自立度とバランスに及ぼす影響，および認知症の種類によって運動効果が異なるかどうかを検討すること	MMSE10 点以上で ADL に介助が必要な認知症高齢者	186 名	FIM，BI，BBS	運動（下肢の筋トレ，バランス訓練）
106	Toots A ら	2017	ランダム化比較試験	認知症者の認知機能に対する運動の影響を検討すること	認知症高齢者	141 名	MMSE，ADAS-cog，VFT	高強度機能運動プログラムと座位での注意制御活動
107	豊田 ら	2016	系統的レビュー	園芸療法が認知症高齢者と支援者に与える生理的・心理的効果を検討すること	介護老人保健施設入所中の認知症高齢者，その支援者	18 論文	CGA，VAS，STAI	園芸療法プログラム（フラワーアレンジ課題）
108	Trebbastoni A ら	2018	ランダム化比較試験	AD 者の認知機能を改善するために設計された認知トレーニングプログラムの有効性を明らかにすること	AD 者	130 名	NPI，MMSE，RAVLT，Babcock Story Recall Test (BSRT)，DST，Corsi Block-Tapping Test (CBT)，VFT，BNT，CDT，FAB	認知トレーニング
109	Treusch Y ら	2015	ランダム化比較試験	認知症のアパシーに対する作業療法と運動療法の介入効果を検討すること	施設入所中の認知症者	117 名	Apathy Evaluation Scale (AES-C)，NPI，MMSE，Qualidem，Functional Assessment Staging Tool (FAST)，Dementia Mood Assessment Scale (DMAS)	作業療法，運動療法
110	Tsoi KKF ら	2018	メタ解析	認知症者の双方向的な音楽療法と受動的な音楽療法の間の認知機能と行動障害への影響を評価すること	認知症者	38 論文，計 1,418 名	MMSE，NPI，RAID，GDS，CMAI	双方向的または受動的な音楽療法
111	van der Steen JT ら	2018	メタ解析	認知症者に対する音楽療法が，介入期間後，および介入 4 週間後以降に QoL，気分障害または悪影響，行動上の問題，社会的行動，および認知を含む感情的な幸福に及ぼす影響を評価すること	認知症者	21 論文，計 890 名	QoL を含む幸福感，抑うつ，不安，興奮，攻撃性，社会的行動，認知	音楽療法（音楽，歌唱，歌，聴覚刺激）
112	van Santen J ら	2018	系統的レビュー	認知症者の運動の費用対効果とその身体的，認知的，感情的，社会的機能への影響をレビューすること	認知症者	3 論文	Senior Fitness Test (SFT)，BBS，Tinetti Test，TUG，MMSE，California Verbal Learning Test (CVLT)，DST，TMT-A/B，IADL，ADAS，GDS，Falls Efficacy Scale (FES)，QoL-AD	運動
113	Voigt-Radloff S ら	2017	ランダム化比較試験	在宅 AD 者または混合型認知症者の ADL に対する，試行錯誤学習 (TEL) と比較したエラーレス学習 (EL) の効果を検討すること	在宅 AD 者または混合型認知症者	161 名	Senior Fitness Test (SFT)，BBS，Tinetti Test，TUG，MMSE，California Verbal Learning Test (CVLT)，DST，TMT-A/B，IADL，ADA，GDS，Falls Efficacy Scale (FES)，QoL-AD，	EL，TEL
114	Wu J ら	2017	メタ解析	マッサージの効果を体系的に評価し，認知症高齢者の行動的および心理的症状に対する影響を検討すること	認知症高齢者	11 論文，計 526 名	CMAI，ABRS，NPI，BEHAVE-AD，CSDD，OERS，Apparent Affect Rating Scale (AARS)	マッサージ，タッチ
115	Yang MH ら	2015	ランダム化比較試験	認知症者の興奮に対するアロマ指圧とアロマセラピーの効果を比較検討すること	施設入所中の認知症者	186 名	CMAI，Heart Rate Variability (HRV)	アロマ指圧，アロマセラピー
116	Yang YP ら	2016	ランダム化比較試験	認知症者の興奮と抑うつ気分の緩和に対するアロマセラピーマッサージの効果を検討すること	認知症者	59 名	CMAI，Scale for Depression in Dementia (SCDD)	アロマセラピーマッサージ
117	Zhang Y ら	2017	メタ解析	認知症高齢者における音楽療法の有効性を分析し，音楽療法が一次非薬物療法として使用できるか検討すること	認知症高齢者	34 論文，計 1,757 名	MMSE，CMAI，NPI	音楽療法
118	Zheng J ら	2017	系統的レビュー	認知症者に対するゲームを用いた治療の有効性を検討すること	認知症者	7 論文	認知機能，ウェルビーイング，BPSD，歩行，バランス	ゲームによる介入

エビデンスレベル 1：SR/RCT のメタ解析，エビデンスレベル 2：1 つ以上の RCT，エビデンスレベル 3：非 RCT，エビデンスレベル 4：分析疫学的研究（コホート研究 / 症例対照研究 / *は，hand sarch を示す.

88002-121　JCOPY

頻度	期間	主要評価項目 （アウトカム）	結果	結論	エビデンス レベル
週2回, 45分	4ヶ月	ベースラインと4ヶ月後,7ヶ月後のADLとバランス	介入4ヶ月後および7ヶ月後のADL自立度に関して群間で差はなかった. 4ヶ月後のバランス機能は群間で有意差があり, 運動が有効であった. 運動効果は認知症の種類で大幅に異なり, 非AD型認知症では, 7ヶ月時点のFIM, 4ヶ月と7ヶ月のBIとBBSにおいて正の運動の効果がみられた.	非AD型認知症の施設入所中の軽度〜中等度認知症高齢者では, 4ヶ月の高強度機能運動プログラムはADLの自立度低下を遅延させ, バランスを改善することが示された.	2
2週に5回,45分	4ヶ月	介入前後, および7ヶ月後の全般的認知機能と実行機能	MMSE, ADAS-cog, VFTで高強度機能運動プログラム群と注意制御対照群に差はなかった.	4ヶ月間の高強度機能運動プログラムは, 注意制御群と比較した場合, 施設入所中の認知または実行機能に優れた効果はなかった.	2
–	2回	園芸療法前後の生理・心理的影響	軽度認知症群では, フラワーアレンジ, 押しピンの両課題でストレスが軽減したが, 重度群では, 押しピン課題でストレスが上昇した. 支援者では, 重度群の押しピン課題でストレスが上昇した.	園芸療法は, 軽度からやや重度に至る認知症高齢者の生理的ストレス軽減やケアスタッフの心理的ストレス軽減につながる可能性が示された.	4
週2回	6ヶ月	介入前後および介入9ヶ月後の神経心理学的所見	介入群は介入後の認知機能が有意に改善した. 6ヶ月後, ベースラインとの比較では, 一部のテストスコアは改善を維持していた. 対照群は, 各時点で介入群よりも有意に成績が悪く, 時間の経過とともに進行性の認知機能低下を示した.	認知トレーニングがAD者の認知機能を改善し, 一時的に認知機能低下を遅らせるのに役立つ可能性がある.	2
週1回	10ヶ月	介入期間後, および介入終了後1年時のアパシー	対照群は介入群と比較してアパシーが悪化した. 介入後1年では, 介入群も悪化し, 対照群と有意差がなくなった.	作業療法と運動療法による介入は, 認知症者のアパシーの治療に効果的であったが, 介入終了1年後に効果はなかった.	2
–	–	認知機能	双方向的または受容的な音楽療法群と通常ケア群の間で, 認知機能に有意差はなかった. 受動的音楽療法群は通常ケアと比較して, 焦燥感と行動障害が有意に減少したが, 行動障害や精神症状については双方向的音楽療法と通常ケアに有意差はみられなかった.	受動的音楽療法が認知症高齢者の興奮, 行動障害, および不安を軽減する可能性があり, 双方向的な音楽療法よりも効果的である可能性がある.	1
–	–	QoLを含む幸福感, 抑うつ,不安, 興奮, 攻撃性	介入後, 感情的な幸福感とQoLが改善する可能性がある（エビデンス低）. 音楽療法が認知機能にほとんどまたはまったく影響を与えない可能性がある（エビデンス低）. 介入が抑うつ症状と全体的な行動の問題を軽減するが, 興奮や攻撃性を低下させない（エビデンス中）. 社会的行動に関するエビデンスは非常に低かったため, その影響は非常に不確実だった. 介入期間4週間後以上の長期転帰のエビデンスは, 不安や社会的行動については非常に質が低く, 他の転帰については, ほとんどまたはまったく効果がなかった.	施設でケアを受けている認知症者の音楽療法は少なくとも5回で抑うつ症状が軽減され, 介入期間後の行動障害が改善される. また, 感情的な幸福とQoLを改善し, 不安を軽減する可能性があるが, 興奮や攻撃性, または認知機能にほとんどまたはまったく影響を与えない可能性がある. 社会的行動への影響とその長期的影響については不明である.	1
–	–	身体的, 認知的,および感情的な機能	3論文のうち2論文は, 非常に少量のサンプルであるが, 身体的, 認知的, および感情的な機能に対する運動の有意な効果を示した. 費用対効果に関する論文はみつからなかった.	運動の有効性について検討された研究はごくわずかであり, ほとんどが運動に関する重要な利点を示していない.	1
60分, 9回	8週間	16週目と26週目のADL	両群ともにタスクパフォーマンスは有意に改善した. 介入群では16週目と26週目のタスクパフォーマンスに有意な差は見られなかった.	構造化された再学習により, ADL能力が向上した. この改善は6ヶ月間維持された. ELはTELに対して追加の効果はなかった.	2
–	–	BPSD	認知症高齢者の行動的および心理的問題の合計スコアと, 身体的攻撃的行動, 身体的非攻撃的行動, 言語的攻撃的行動, および言語的非攻撃的行動のサブグループスコアがマッサージ, タッチ後に有意に減少した. しかし, 不安, 悲しみ, 怒りのサブグループのスコアは減少しなかった.	サンプルサイズが小さく, 質が低いため, BPSDまたは実践への影響に対するマッサージとタッチの効果について結論を出すことは困難である.	1
週5回,15分以内	4週間	介入期間前後, 3週間後のCMAI；介入期間前後, 3週間後, 4週間の介入期間内のHRV	CMAIスコアは, 介入後および3週間後, 対照グループと比較して, アロマ指圧群およびアロマセラピー群で有意に低かった. 交感神経活動は, 4週目のアロマ指圧群と2週目アロマセラピー群で有意に低かった. 副交感神経活動は, 2〜4週目のアロマ指圧群のと4週目のアロマセラピー群で増加した.	認知症者の興奮に対して, アロマ指圧はアロマセラピーよりも有効である.	2
週1回	8週間	介入前後, および介入期間中の興奮と抑うつ気分	両群ともに興奮の経時的な変化はないが, 介入群では興奮が1〜5週目まで減少した. さらに, 抑うつ気分は, 介入群で時間の経過とともに有意に減少した.	アロマセラピーマッサージは, 認知症者の特定の興奮行動と抑うつ気分を緩和する効果的で安全な介入方法である.	2
–	–	破局的な行動, 認知機能,うつ状態, 不安およびQoL	変量効果モデルの結果, 破局的行動で-0.42, 認知機能で0.20であった.	音楽療法は, 対象群と治療者の双方向性の作用があるときに効果的であった. 破局的な行動や不安に対する音楽療法の使用を支持する肯定的な証拠があった. 認知機能, うつ症状, QoLに対し音楽療法に効果がみられる傾向があった.	1
5〜60分	1日〜10週間	認知機能, ウェルビーイング,BPSD, 歩行, バランス	認知症者に対するゲームによる介入は, 認知, 協調, BPSDを改善する可能性がある. 本結果の一般化は, 方法論が弱く, サンプルサイズが小さいために制限される.	ゲームによる介入は, 認知症者の認知機能, 協調性, BPSDの改善を期待できる可能性がある.	1

横断研究）, エビデンスレベル5：記述研究（症例報告／ケース・シリーズ）, エビデンスレベル6：患者データに基づかない専門委員会や専門家個人の意見

CQ2 認知症と MCI の人に対する支援・非薬物的介入（言語・コミュニケーション以外） 引用文献（つづき）

文献ID	著者	年	研究デザイン	目的	対象者	対象数	評価法・項目	介入・曝露
119	Zhou J ら	2015	系統的レビュー	AD を治療するための鍼治療の有効性と安全性を評価すること	AD 者	10 論文	MMSE, Alzheimer's Disease Knowledge Scale (ADKS), ADAS-cog, HDS-R, FAQ, MoCA, 有害事象／副作用	鍼治療
120	Zhu XC ら	2015	系統的レビュー	AD に対する理学療法の有用性を検討すること	AD 者	23 論文	認知機能, 身体機能, ADL, NPI	理学療法

エビデンスレベル 1：SR/RCT のメタ解析，エビデンスレベル 2：1 つ以上の RCT，エビデンスレベル 3：非 RCT，エビデンスレベル 4：分析疫学的研究（コホート研究／症例対照研究／*は，hand sarch を示す.

CQ2 認知症と MCI の人に対する支援・非薬物的介入（言語・コミュニケーション以外） 参考文献

文献ID	著者	年	研究デザイン	目的	対象者	対象数	評価法・項目	介入・曝露
1	Cavallo M ら	2016	ランダム化比較試験	コンピュータを用いた認知トレーニングを実施し，神経心理学的な効果を確認するとともに，6 ヶ月後の効果の持続の有無を検討すること	初期 AD 者	80 名	MMSE, Kaufman Brief Intelligence Test (KBIT), 数唱, Two-syllable words test, RBMT, Graded Naming Test (GNT), Token Test (TT), Visual Object and Space Perception (VOSP), 語彙流暢性, Hayling Test, Brixton Test	コンピュータを用いた認知トレーニング
2	Che Me R ら	2015	系統的レビュー	支援環境を評価するためバーチャルリアリティ (VR) 技術の利点を調査すること	AD 者	5 論文	－	支援環境を評価するための VR 技術
3	Clare L ら	2019	ランダム化比較試験	個人目的指向型の認知リハビリテーションが軽度～中等度の認知症者の日常の機能を改善するかどうかを検討すること	軽度～中等度の AD 者, 血管性または混合性認知症者	475 名	Bangor Goal-Setting Interview (BGSI), General Self Efficacy Scale (GSE), HADS, Dementia Quality of Life (DEMQoL), RBMT, Test of Everyday Attention (TEA), D-KEFS, Relatives' Stress Scale (RSS), WHOQOL-BREF, EQ-5D	個人目的指向型の認知リハビリテーション
4	Clements-Cortes A ら	2016	ランダム化比較試験	3 つの病期にある AD 者の体性感覚システムを 40Hz の音で刺激した時の効果を検討すること	AD 者	18 名	Saint Louis University Mental Status (SLUMS), OERS, 行動観察	40Hz の音刺激 DVD による視覚刺激
5	Cui MY ら	2018	系統的レビュー	AD 者の認知機能改善に関連する運動介入の効果を検討すること	MCI 者, AD 者	－	認知機能	運動
6	Du Z ら	2018	メタ解析	AD 者の認知機能に対する運動の有効性を評価すること	AD 者	13 論文, 計 869 名	ADAS-cog, MMSE, ERFC, Verbal Fluency with phonological constraints (FAS), CDT, FAB, Stroop Test, DAD, Functional Assessment of Communication Skills Mental Sub-scale (FACSM)	身体活動
7	Elfrink TR ら	2018	系統的レビュー	ライフストーリーブック (LSB) がどのように使用され，その効果を評価するためにどのような種類の研究が行われているか検討すること	認知症者	14 論文	QoL-AD, Autobiographical memory interview extended version (AMI-E), GDS, 認知症ケアマッピング (Dementia Care Mapping：DCM), Behavior Category Code (BCC), Mood-engagement value (ME), Well-being and Ill-being value (WIB), QCPR, Approaches to Dementia Questionnaire (ADQ), MMSE, FIM, Communication Observation Scale for Cognitively Impaired (CS), Memory and Behavior problems checklist (MBS)	LSB
8	Feng H ら	2017	ランダム化比較試験	認知症ではない血管性認知障害 (VCIND) 患者の認知機能に対する認知トレーニングの効果を検討すること	VCIND 者	73 名	CFT, CDT, Logical Memory-delayed recall subtest (LMT), RAVLT, SCWT, TMT, VFT, Picture-Naming Test (PNTs)	系統的な認知トレーニング 対照者は日常診療のみ

エビデンスレベル 1：SR/RCT のメタ解析，エビデンスレベル 2：1 つ以上の RCT，エビデンスレベル 3：非 RCT，エビデンスレベル 4：分析疫学的研究（コホート研究／症例対照研究／*は，hand sarch を示す.

88002-121 JCOPY

頻度	期間	主要評価項目 (アウトカム)	結果	結論	エビデンス レベル
–	–	MMSE と副作用の発生率	6 論文で MMSE のスコアを改善する上で鍼治療が薬物療法より優れていた．3 論文で鍼治療＋薬物治療が，薬物のみより効果的であった．2 論文で鍼治療による有害事象を認めた．	認知機能を改善するという点で鍼治療は薬物療法よりも効果的であり，さらに薬物治療の効果を高める可能性がある．また ADL を改善する上でも薬物療法より効果的な可能性がある．	1
–	–	MMSE, 運動機能，ADL, NPI	MMSE, 言語流暢性，TUG, BBS, 6MWT, ADL, NPI に有意な改善を認めた．	理学療法が AD に利益をもたらす可能性がある．	1

横断研究），エビデンスレベル 5：記述研究（症例報告／ケース・シリーズ），エビデンスレベル 6：患者データに基づかない専門委員会や専門家個人の意見

頻度	期間	主要評価項目 (アウトカム)	結果	結論	エビデンス レベル
週 3 回	3 ヶ月間	訓練前，訓練後，6 ヶ月後の神経心理学的検査の成績	数唱（順唱，逆唱），Two-syllable Words Test, RBMT, TT, Brixton Test で介入群は対照群より良好であった．	介入群は，神経心理学的領域で有意な改善を示し，その効果は 6 ヶ月後も継続していた．	2
–		質／量的データ	VR 技術を用いることは，参加者が没入型 VR を通じて実際の環境を体験できるため，高く評価できる．	支援環境の評価ツールとしての VR システムは準備段階だが，支援プログラムの改善と変更を簡潔かつ迅速に行えるため，静的環境に比べて独自の利点がある．	1
週 10 回，3 ヶ月のセッションのあと，6 ヶ月間で 4 回のセッション	9 ヶ月間	3 ヶ月での自己申告による目標達成	3 ヶ月の時点で，参加者の評価による目標達成に対して統計的に有意な大きな正の効果があり，9 ヶ月間維持された．観察された利益は，治療で直接狙った目標に関連するものであり，3 ヶ月後および 9 ヶ月後の QoL，気分，自己効力感，認知機能，介護者のストレスと QoL 有意差はなかった．	初期認知症者に対する目的指向型の認知リハは，目標とする日常生活に関する個別の機能を改善する可能性がある．	2
週 2 回	6 週間	介入前後および介入中の覚醒，認知機能，および短期記憶の変化	40 Hz 群のサンプルとサブグループの傾きはすべて α = 0.05 を超えて有意であったが，DVD の傾きは有意でなかった．	40 Hz の音刺激による治療は，軽度〜中等度 AD 者の精神状態に最も強い影響を与える可能性がある．	2
–	–	認知症の進行度	MCI と AD におけるさまざまなレベルの認知機能低下に基づく標準的な戦略が欠けている一方で，運動介入が高齢者の認知障害の進行を改善する可能性があることを示している．	MCI の初期段階や AD のリスクがある正常な老化の段階で運動介入を行うことで，認知障害の進行を抑制し，認知症に対して有望な費用対効果の高い非薬物療法が提供できる可能性がある．	1
–	6 週間〜12 ヶ月	認知機能	AD 者の認知機能に対する身体活動の正の効果を裏付けた．8 論文は運動が AD 者の認知機能を改善することを示した．ただし，残りの 5 論文では，AD 者の認知機能に対する運動の有益な効果は示されなかった．	運動介入は，AD 者の認知機能を改善するか，認知機能の低下を遅らせる可能性がある．	1
–	中央値 6 回	認知機能，介護負担	LSB の大部分は有形本だったが，一部はデジタルアプリケーションだった．認知症者だけでなく，介護者を含めた研究もあった．ほとんどの研究では，定性的インタビュー，ケーススタディ，および／または RCT であり，サンプルサイズが小さかった．定性インタビューは，記憶を誘発し，認知症者との関係を改善する上での効果を示した．定量的効果は，認知症者の自伝的記憶と抑うつ，介護者との関係の質，介護負担，介護者の態度と知識で認められた．	LSB を使用して回想法とパーソン・センタードケアを実践していくことについては有望だが，認知症者に対する LSB の効果を確立するには，より大規模な RCT または実施研究が必要である．	
毎日 60 分	12 週間，計 60 時間	介入期間前後	SCWT を除いて，機能テストは介入群で大幅に改善した．	系統的な認知トレーニング後，VCIND 者は視空間機能，記憶機能，言語機能，注意機能で有意に改善を示したが，実行機能は部分的な改善にとどまった．	2

横断研究），エビデンスレベル 5：記述研究（症例報告／ケース・シリーズ），エビデンスレベル 6：患者データに基づかない専門委員会や専門家個人の意見

文献ID	著者	年	研究デザイン	目的	対象者	対象数	評価法・項目	介入・曝露
9	Fleiner T ら	2017	ランダム化比較試験	急性期病院入院中の認知症者に対する短期間の運動プログラムが BPSD や精神症状に及ぼす影響を検討すること	急性期病院入院中の認知症者	85 名	ADCS-CGIC, NPI, CMAI, 抗精神病薬と鎮静薬の投与量	運動プログラム対照群には社会刺激プログラム
10	Hill NT ら	2017	メタ解析	MCI や認知症者におけるコンピューターを用いた認知トレーニング (CCT) の有効性についてに検討すること	MCI 者認知症者	17 論文	ADCS-CGIC, NPI, CMAI, 抗精神病薬と鎮静薬の投与量	CCT
11	Ho RTH ら	2020	ランダム化比較試験	認知症高齢者に対するダンス・ムーブメント療法 (DMT) と運動の心理生理学的効果を検討すること	軽度認知症者	204 名	MMSE, CDR, The de Jong Fierveld Loneliness Scale (JFLS) ,GDS, Visual Analogue Mood Scale (VAMS) , IADL scale, NPI, Fuld Object Memory Evaluation (FOME), Five Semantic Retrieval Tasks, DST, TMT, Cortisol	DMT
12	Hu M ら	2018	系統的レビュー	認知障害者に対する動物介在療法の効果を検討すること	認知障害のある者	10 論文, 計 413 名	BBS, QUALID, CMAI, MMSE, BI, GDS, BMI	動物介在療法
13	Karkou V ら	2017	系統的レビュー	認知症者の行動的，社会的，認知的および感情的症状に対するダンス・ムーブメント療法 (DMT) の効果を検討すること	認知症者	80 論文	CMAI, MMSE, ADAS-cog, CSDD, QoL-AD	DMT
14	Karssemeijer EGA ら	2019	ランダム化比較試験	認知症者に対する，アクティブコントロールグループと比較，12 週間のエクサゲームトレーニングと有酸素運動の有効性を検討すること	認知症者	115 名	Evaluative Frailty Index for Physical Activity (EFIP), 10m 歩行テスト (10 Metre Walk Test：10MWT), TUG, 5 回立ち上がりテスト (Sit to Stand-five Test：SS-5), FICSIT-4, SPPB, PASE, Katz Index	エクサゲームトレーニング，有酸素運動
15	Kim MJ ら	2016	ランダム化比較試験	中等度～重度の AD 高齢者の認知機能に対する，複合的認知プログラム (MCP) を用いた 6 ヶ月間の身体運動の効果について検討すること	中等度～重度の AD 高齢者	33 名	ADAS-cog, MMSE, CDT, 運動時間, ペダル回転数, 総負荷, 握力, BBS	複合的認知プログラム
16	Kolanowski A ら	2016	ランダム化比較試験	認知刺激活動がせん妄期間と重症度を軽減し，通常のケアよりも認知 / 身体機能を改善するかどうか検討すること	地域在住認知症高齢者	283 名	Confusion Assessment Method (CAM), MDRS, 順唱, MoCA, 実行時計描画課題 (Executive Clock Drawing Task：CLOX), BI	認知刺激活動
17	Lemke NC ら	2019	ランダム化比較試験	認知症者における特定のデュアルタスクトレーニング (DTT) の伝達効果と持続可能性を検討すること	軽度～中等度認知症者	155 名	(1) ウォーキングとカウント（トレーニング済み），(2) 歩行と言語の流暢さ（半訓練済み），(3) 強さと言語の流暢さ（訓練なし）	DTT（ウォーキング＋カウント）
18	Li BY ら	2015	系統的レビュー	認知症者に対する訓練課題デザインの特性を要約すること	認知症者	10 論文	脳波検査 (Electroencephalogram：EEG)，機能的磁気共鳴画像 (functional magnetic resonance imaging：fMRI)	認知トレーニング
19	Lorusso LN ら	2018	系統的レビュー	BPSD の治療としての MSSE の使用に関するエビデンスを調査すること	認知症者	12 論文	行動，気分，HR，認知機能	MSSE
20	O'Connor CM ら	2019	コホート研究	前頭側頭型認知症者とその介護者に個別の活動プログラムの実施の可否を検討すること	認知症者，その介護者	20 名	NPI-Clinician rating scale (C), DAD, EQ-5D, Vigilance	個別の活動プログラム
21	Ojagbemi A ら	2017	メタ解析	認知症者の QoL を改善するための作業療法介入に関する現在のエビデンスを評価すること	認知症者	10 論文, 計 1,002 名	−	作業療法
22	Phelan EA ら	2015	系統的レビュー	地域在住認知症者の救急入院に影響する介入について検討すること	軽度～重度の地域在住認知症者	10 論文	サービスの利用，費用	エンパワーメントフレームワーク，ケアプラン，家屋評価，経済的評価

エビデンスレベル 1：SR/RCT のメタ解析，エビデンスレベル 2：1 つ以上の RCT，エビデンスレベル 3：非 RCT，エビデンスレベル 4：分析疫学的研究（コホート研究 / 症例対照研究 /
＊は，hand sarch を示す.

頻度	期間	主要評価項目 （アウトカム）	結果	結論	エビデンス レベル
週3回 20分の運動を 4回	2週間	介入期間前後のBPSDと精神症状	対照群と比較して介入群はBPSDの有意な減少を示し，なかでも興奮行動と情緒不安定が改善された．薬剤の服用に関して，差は認めなかった．	本運動プログラムは，入院中の認知症ケアに容易に適用でき，主に中等度の認知症患者のBPSDと精神症状を大幅に軽減する．	2
－	－	全体的な認知，個々の認知領域，心理社会的機能	MCIの全体的な認知への影響は中程度であった．出版バイアスや能動的対照試験と受動的対照試験の違いの証拠はなかった．非言語的記憶を除く全般的認知機能，注意，ワーキングメモリ，学習，記憶，およびうつ症状を含む心理社会的機能については小～中程度の効果が認められた．認知症では，全般的な認知機能と視空間技能に有意な効果が認められたが，これらは仮想現実または任天堂Wiiの3試験によってもたらされたものであった．	CCTは，MCI者の全般的認知，特定の認知領域，心理社会的機能に対して有効である．しかし認知症者に対する効果を検討するためにはより長期的で大規模な試験を行う必要がある．また，認知症者に対する有効性のエビデンスは弱く，仮想現実技術に関する試験に限定されている．	1
週2回，60分	12週間 （合計24時間）	ベースラインと1年間にわたる3回のフォローアップ時の心理社会的およびADL，認知機能	DMT介入群は，抑うつ，孤独感，および否定的な気分の有意な減少を示し，ADLと日中のコルチゾール勾配が改善し，1年後のフォローアップでも維持された．	認知能力が低下している高齢者の機能を改善するための多面的な介入としてのDMTの潜在的な有用性を裏付けている．	2
－	－	BPSD	対照群と比較して，介入群はBPSD，特に抑うつと興奮を短期および長期にも有意に軽減した．しかし，ADL，QoL，または認知スコアに有意な改善はみられなかった．	動物介在療法が認知障害者のBPSDを軽減するのに効果的である可能性を示唆した．	1
－	－	意欲，認知機能，うつ，QoL	19論文のうち認知症者を対象とし，年齢層や環境は問わず，(1) 正式なDMTを受けた (2) 治療としてのDMTである，または (3) 研究が実施された国でDMTセラピストとして認められている者が実施した介入，の条件を満たすものはなかった．3論文は介入としてDMTを使用していたが，DMTセラピストとの資格を持たないものが実施したので，除外となった．	DMTが認知症の効果的な介入であるかどうかを評価するには，方法論の質が高く，サンプルサイズが大きく，介入による影響に関する情報をまとめて提供できる論文が必要である．	1
週3回	12週間	介入前後のEFIP	エクサゲーム群は，有酸素運動群と比較して，より高いアドヒアランスを示した．アクティブコントロール群と比較してエクサゲーム群でEFIPの有意な減少がみられ，効果量は小～中程度だった．	12週間のエクサゲームトレーニングは，認知症者のフレイルの程度を軽減させる．	2
週5回，60分	6ヶ月間	介入期間前後の認知機能	すべての認知指標において，6ヶ月後，両群間に有意な改善は認められなかった．しかし，ベースライン値，年齢，性別，教育年数で調整した二次解析では，ADAS-cogスコアは両群間で有意な差を認めた．身体的アウトカムは，ベースライン値と比較して総負荷を除くすべての項目が介入群で有意に高かった．	複合的認知介入を伴う6ヶ月間の運動を通じて，中等度から重度のAD高齢者の認知機能を改善することが可能であった．	2
毎日	最大30日間	せん妄の期間とその重症度	非せん妄日の割合およびせん妄の重症度で，2群間で有意な差はなかったが，せん妄期間が介入群で短かった．	認知刺激活動はせん妄を改善しなかったが，実行機能を改善し，入院期間を短縮した．	2
週2回，90分	10週間	介入期間前後，および介入期間3ヶ月後のDT条件下での運動および認知能力の絶対値，運動，認知および運動認知能力の複合相対DTコスト（DTC）	介入群は，対照群と比較して，運動および認知能力，運動，認知，および運動認知の複合DTCについて，DT能力を有意に改善した．半訓練条件では，絶対運動能力，一般認知能力，運動DTCの一部で有意な伝達効果がみられた．訓練条件におけるDT能力はほとんどの結果で上昇したが，準訓練条件におけるDT能力は持続せず，追跡調査後や，未訓練条件におけるDT能力には有意な群間差は認められなかった．	特定のDTTが認知症者においてDT能力を改善可能であり，少なくとも効果は3ヶ月間持続可能性を示した．その効果は半訓練条件のDTに部分的に移行したが，訓練していないDTには移行しなかった．また，訓練されたDTと訓練されていないDTの距離が離れるにつれて，訓練効果の伝達性は低下した．	2
－	4～54日間	前頭葉，後頭葉，海馬の構造と機能の変化	学習やトレーニング後に脳のネットワークが効果的に変化する．	非薬物療法は高齢者の認知機能とADLを改善する可能性がある．	1
－	－	BPSD	認知症の非薬理学的行動療法としての感覚環境の正の効果を裏付けている．	MSSEの介入が気分と行動に正の効果を及ぼし，BPSDを低下させ，患者と介護者のQoLを改善する可能性がある．	1
8回の訪問	4ヶ月間	介入期間前後のBPSDと認知機能	認知症者のBPSDの全体的な減少と機能的パフォーマンスの維持がみられた．	前頭側頭型認知症にTailored Activity Programのような活動ベースの介入が可能であることを示した．個別の活動プログラムは前頭側頭型認知症を支援しBPSDを軽減する可能性がある．	4
－	4～48週間	QoL	作業療法介入は，全体的なQoLに有意差はないもののわずかに改善をもたらした．	現時点において，認知症者のQoLを改善するために作業療法を介入する裏付けはなく，作業療法は一連の包括的な介入の一部として実施するのが最善であろう．	1
－	－	緊急入院率，入院日数	全ての研究で入院数の有意な減少は見られなかったが1論文で入院日数が減少した．	認知症者の入院に効果があったのは1つの介入のみであった．今後，認知症者の急性期入院を減少させ，予防するためには，特別にデザインされた戦略が必要である．	1

横断研究），エビデンスレベル5：記述研究（症例報告／ケース・シリーズ），エビデンスレベル6：患者データに基づかない専門委員会や専門家個人の意見

CQ2 認知症と MCI の人に対する支援・非薬物的介入（言語・コミュニケーション以外） 参考文献（つづき）

文献ID	著者	年	研究デザイン	目的	対象者	対象数	評価法・項目	介入・曝露
23	Pimouguet C ら	2017	コホート研究	認知症者における作業療法の短期的影響を分析すること	認知症者	421 名	MMSE, DAD, NPI, EQ 5D-VAS, ZBI, 通常ケアの量	作業療法
24	Prizer LP ら	2018	系統的レビュー	認知症の初期，中期，後期のADL ニーズに対応するためのケアの実践方法を整理し，ADL ニーズ全体の共通点と，実践がガイドラインやエビデンスにどの程度反映できるか検討すること	AD 者，認知症者	21 論文	ADL	－
25	Quinn C ら	2016	ランダム化比較試験	早期認知症者に対する自己管理介入の実現可能性を検討すること	初期の認知症者	24 名（介入群 13 名，通常治療群 11 名）	GSE	自己管理に関する毎週1 回 90 分の集団指導
26	Ravn MB ら	2019	系統的レビュー	認知症者のリハビリテーションの介入研究を，そのプロセスと結果に関して調査すること	認知症者	26 論文	ADL, QoL	センターおよび在宅でのリハ
27	Rokstad AM ら	2017	非ランダム化比較試験	デイケアに参加している認知症者とデイケアに参加していない者の QoL を比較すること	認知症者	261 名	QoL-AD, MADRS, NPI, MMSE, CDR	デイケア
28	Staedtler AV ら	2015	系統的レビュー	AD 者の興奮に対する補助治療としての非薬物療法に関する文献を調査し，エビデンスを作成するための推奨事項を作成すること	AD 者	10 論文	興奮，BPSD，不安，Physiologic parameters	非薬物療法（音楽，運動，マッサージ，芸術）
29	Stephen R ら	2017	系統的レビュー	身体活動と AD のリスクの関連で利用可能な証拠を体系的に評価すること	MCI を含む地域在住者	24 論文	AD の発症率	身体活動
30	Uwajeh PC ら	2019	系統的レビュー	庭園に焦点を当てて，ヘルスケア環境における自然の役割とウェルネスへの影響について説明すること AD 者と認知症者に対する庭園の役割の科学的評価を紹介すること	AD 者，認知症者	29 論文	健康への影響	治療用庭園（therapeutic garden：TG）
31	Woodbridge R ら	2018	系統的レビュー	認知症者の ADL 能力をサポートするために，物理的環境調整戦略を使用して利用可能な研究の範囲を調査すること	認知症者	72 論文	FIM, BI, Alzheimer's Disease Related Quality of Life (ADRQL)	物理的環境調整戦略
32	Zhao J ら	2018	ランダム化比較試験	標準的な認知トレーニングの効果を創造的表現（CrExp）プログラムと比較すること	MCI 者	93 名	MoCA, Non-Convulsive Status Epilepticus (NCSE), RAVLT, Category VFT, DST, TMT-A/B, ADL, 精神状態質問表（Mental Status Questionnaire：MSQ）	CrExp
33	Zieschang T ら	2017	ランダム化比較試験	集中的な運動トレーニングに参加している軽度～中等度認知症者の転倒と身体活動について検討すること	軽度～中等度認知症者	110 名	the interview-based physical activity questionnaire for the elderly, 転倒	集中的な運動

エビデンスレベル 1：SR/RCT のメタ解析，エビデンスレベル 2：1 つ以上の RCT，エビデンスレベル 3：非 RCT，エビデンスレベル 4：分析疫学的研究（コホート研究 / 症例対照研究 /
＊は，hand sarch を示す.

頻度	期間	主要評価項目（アウトカム）	結果	結論	エビデンスレベル
合計12〜15回	3ヶ月間	介入前後，介入6ヶ月後の認知／身体機能，行動障害，QoL，介護負担	認知機能は維持できたが，身体機能は介入6ヶ月後で大幅に低下した．行動障害は介入期間中に大幅に減少し，その後も維持できた．精神QoLは介入後改善し，その後大幅に低下した．介護者の負担と通常のケア量は，介入後で大幅に減少し，その後維持した．機能に関して作業療法の効果がみられた患者は，教育水準が低く，認知レベルが高かった．	作業療法は，認知症者の認知機能を維持し，精神症状を軽減する．介護負担の軽減にもつながるため，効果的な介入となる可能性がある．認知症が軽度な場合に，より多くの効果を得る可能性がある．	4
−	−	引用ベースのエビデンス数，エビデンスレベル	認知機能やその他の機能障害が進むにつれて，ケアの実践方法やその内容を具現化するテーマが増加した．実践の大部分はエビデンスに基づいており，ほとんどのエビデンスはガイドラインに組み込まれている．	ケアの実践は，パーソン・センタードケアの原則を反映している．着替え，排泄，食事・栄養に関する認知症者への支援に関連するエビデンスと推奨が5つの提言にまとめられた．	1
8回	2ヶ月間	3ヶ月後の自己効力感	介入群は通常治療群と比較して，3ヶ月目に自己効力感の向上を示し（d = 0.35），6ヶ月目にもその効果が維持され（d = 0.23），自己効力感にわずかな正の効果があった．	自己管理が初期段階の認知症者にとって有益である可能性がある．	2
−	−	ADL，QoL	26論文の介入研究が抽出された．19論文はパーソン・センタード，9論文は在宅ベース，14論文は集学的アプローチに分類された．アウトカム指標として12論文はADL，14論文はQoLであった．	パーソン・センタードの概念は，認知症者に対するほとんどの介入に現れる．リハは，在宅でも，センターでも行うことができる．排他的ではないが，集学的なリハが行われている可能性があった．ADLとQoLへの影響を測定している介入研究は半数程度であった．	1
−	−	認知症者および介護者の申告によるQoL	デイケアへの参加は，認知症者の自己申告によるQoLの平均スコアの上昇と有意に関連していた．介護者申告によるQoLでは両群間に差はなかった．	認知症の人向けに設計されたデイケアは，主観的なQoLを向上させる可能性がある．	3
−	−	AD者の興奮	非薬物療法は安全で効果的である．有害な副作用なしに興奮を減少させるという前向きな傾向を示した．	AD者の興奮に対処するためのエビデンスに基づく非薬理学的戦略に焦点を当てた多要素介護者教育プログラムは，患者の興奮を減らし，転帰を改善し，介護者の満足度を高める可能性がある．	1
−	1〜34年間	ADのリスク	身体活動はADのリスクと逆相関していた．余暇の身体活動はADに対して特に保護的だったが，仕事関連の身体活動ではその効果はなかった．バイアス評価のリスクは，エビデンスの全体的な質が16論文で中程度，8論文で低かったことを示した．	ADのリスクを低める可能性のある身体活動の種類，頻度，強度，または期間に関する特定の実用的な推奨事項を導き出すことができなかった．	1
−	−	健康への影響（身体的，社会的，心理的，および認知的影響）	AD者および認知症者に対するTGの健康への影響は，身体的，社会的，心理的，および認知的な部分に及んだ．自然環境を表示するバーチャルリアリティ（VR）技術は，AD者および認知症者に肯定的な認知効果をもたらす．	TGは，AD者および認知症者の健康と幸福を改善するために使用されるべきであり，その適用は，より迅速な回復を促進するために他の患者集団に拡大されるべきである．	1
−	−	ADL	物理的環境調整戦略は，ADLだけでなく，特定の活動，特に食事時間と空間での見当識を保護していた．しかし，着替えやシャワー，または個人の趣味嗜好などの個人的ケアに焦点を当てた研究はほとんど見つからなかった．	個人の家庭環境内での研究，および認知機能障害または認知症者の神経心理学的プロファイル全体を特定する研究が不足している．	1
合計16回	16週間	介入期間前後，介入6ヶ月後	介入群では認知機能，記憶，実行機能，機能状態，ADLで有意に高値であり，認知機能の改善は，介入6ヶ月後も維持された．	CrExp療法は，標準的な認知トレーニングよりも認知機能とADLに大きな正の効果をもたらす．	2
週2回，2時間	3ヶ月間	介入期間前後の身体活動と介入期間中の転倒	身体活動は，介入群で有意に高く，転倒率は増加しなかった．	運動介入中の身体活動の増加は，軽度〜中等度の認知症者にとって安全だった．	2

横断研究），エビデンスレベル5：記述研究（症例報告／ケース・シリーズ），エビデンスレベル6：患者データに基づかない専門委員会や専門家個人の意見

CQ3　認知症と MCI の人の家族介護者に対する支援・非薬物的介入　引用文献

文献ID	著者	年	研究デザイン	目的	対象者	対象数	評価法・項目	介入・曝露
1	Brijoux T ら	2016	ランダム化比較試験	認知症者を介護する家族を支援するための特別な資格を持つボランティアが，従来の介護仲間よりも効果的に家族を支援できるかどうかを検証すること	認知症の介護者	63 名	SF-12	認知症の介護について特別な資格を持つボランティアの支援
2	Charlesworth G ら	2016	ランダム化比較試験	認知症者とその家族介護者を対象に，ピアサポートと回想法を別々に，あるいは一緒に，通常のケアと比較して評価すること	認知症者とその家族介護者	291 名	SF-12 と QoL-AD，介護者と認知症者の関係性の質	ピアサポートとグループ会のいずれか，または両方，またはいずれもなし
3*	Cheng ST ら	2019	系統的レビュー	認知症者の家族介護者にエビデンスに基づく心理的介入プログラムで用いられている手法をレビューすること	認知症者の家族介護者	98 論文	–	–
4	Gossink F ら	2016	ランダム化比較試験	介護者に対する支援プログラムの有効性に関する探索的なパイロット研究を行うこと	無気力，抑制，および／またはステレオタイプの行動を伴う認知症者の介護者	30 名	介護負担〔ZBI, Involvement Evaluation Questionnaire (IEQ)〕，介護ストレス〔Parental Stress Scale (PSS)〕，介護力〔The Short Sense of Competence Questionnaire (SSCQ)〕，抑うつ〔Center for Epidemiological Studies Depression (CESD)〕	心理教育，社会的支援，認知行動療法
5	Hopwood J ら	2018	系統的レビュー	(1) 認知症者の家族介護者を支援するためにデザインされた既存のインターネットベースの介入の主要な構成要素を特定し，(2) どの構成要素が介護者に最も評価されているかについて理解を深め，(3) 認知症者の家族介護者を支援するためにデザインされたインターネットベースの介入の有効性のエビデンスを検討すること	認知症者の家族介護者	40 論文	–	–
6	Huis In Het Veld JG ら	2015	系統的レビュー	介護者に対する専門的な自己管理支援の有効性を検証すること	認知症者の家族介護者	10 論文	–	心理的ウェルビーイングを対象とした専門家による介護者に対する自己管理支援介入
7	Jensen M ら	2015	系統的レビュー	地域で生活する認知症者の家族介護者に対する教育プログラムが，通常のケアと比較して，家族介護者の負担，QoL，うつ症状，施設入所への移行に効果があるかどうかを評価すること	地域在住の認知症者の家族介護者	RCT 7 論文（総計対象者数 746 名）	–	–
8	Jackson M ら	2016	系統的レビュー	医療・福祉従事者の認知症に対する理解，認知症者へのケアの質，介護者へのサポートに対する専門家間教育の影響を検証すること	認知症者に携わる医療・福祉従事者	6 論文	–	専門家間教育の実施
9	Kishita N ら	2018	系統的レビュー	家族介護者のメンタルヘルスアウトカム（抑うつ，不安，負担，QoL）に対する心理教育プログラムと心理療法的介入の有効性を評価すること	認知症者の家族介護者	MEDLINE, PsycINFO, Scopus, Cochrane Central Register of Controlled Trials で検索され 2006 ～ 2016 年に掲載された論文		
11	Kuo LM ら	2016	ランダム化比較試験	認知症者の家族介護者に対する在宅トレーニングプログラムの効果を検討すること	認知症者の家族介護者	114 名（AD 者 46, VaD 者 68）	健康関連 QoL	介護者に対する在宅トレーニングプログラムの提供
12	Liu Z ら	2018	系統的レビュー	認知症者の家族介護者のストレスを軽減するマインドフルネスに基づくストレス軽減法 (MBSR) の効果を評価すること	認知症者の家族介護者	RCT 5 論文	認知症の人の家族介護者に対するマインドフルネス・ストレス軽減法 (mindfulness-based stress reduction：MBSR) のランダム化比較試験 (Randomized Controlled Trial：RCT) を抽出	–

エビデンスレベル 1：SR/RCT のメタ解析，エビデンスレベル 2：1 つ以上の RCT，エビデンスレベル 3：非 RCT，エビデンスレベル 4：分析疫学的研究（コホート研究／症例対照研究／＊は，hand sarch を示す．

88002-121 JCOPY

頻度	期間	主要評価項目 (アウトカム)	結果	結論	エビデンス レベル
－	16週間 以上	家族の健康関連 QoL	感情的尺度と身体的尺度のいずれにおいても，健康関連 QoL にグループ間の差はみられなかった．しかし，重症度を考慮した分析では，介入群が対照群と比較して，家族介護者の感情的な健康関連 QoL を中程度改善することが示された．	重症度を考慮すれば認知症者の介護に関する特別な資格は有効である可能性がある．	2
ピアサポート22時間（1時間/週），グループ会19回（2時間/週）	10ヶ月間	5ヶ月，12ヶ月の介護者の健康関連生活の質（SF-12）と認知症者の生活の質（QoL-AD）	それぞれ単独でも併用でも，主要アウトカムとほとんどの副次的アウトカムの改善には効果がなかった．	ピアサポートと回想法のいずれも QoL の改善に有効であるという証拠は得られなかった．	2
－	－	－	認知行動療法（CBT）は強力なエビデンスがあり，CBT の技法を様々な心理教育プログラムにパッケージ化する傾向も強まっている．この心理療法プログラム付き心理教育は介護者の苦痛を軽減するのに有効である．またこれらのプログラムにより介入コストが軽減され，近年はインターネットの活用により，より広い対象者への介入が可能となっている．	心理療法的技法は，教育的あるいは技術的に進歩した方法にうまく適応することで，介護を支援するために効果的かつ効率的に使用されるようになってきていると結論づけられる．しかし，その技法がどのように作用し，改善に寄与するかを理解するためには，治療メカニズムに関するさらなる研究が必要である．	1
1回/4〜5週	6ヶ月間	介護負担，介護ストレス，介護力，抑うつ	介入群で能力感の向上がみられた．また介護負担，知覚されたストレス，抑うつ症状は減少したが，対照群との有意差はなかった．	介護者の能力感は，支援プログラムによって向上したが，他のエビデンスは得られなかった．	2
－	－	－	介入は，(1) 医療・社会的ケア提供者との接触，(2) 仲間との交流，(3) 情報提供，(4) 意思決定支援，(5) 心理的支援に焦点が当てられていた．研究の全体的な質は低く，有効性に関する知見の解釈と一般化は困難であった．しかし，ほとんどの研究では，介入が家族介護者の幸福に有益であることが示唆されており，うつ症状，不安，負担に対するプラスの影響も含まれていた．特に，オンラインで提供される心理的サポートが有益であり，いくつかの小規模な無作為化比較試験では，介護者のメンタルヘルスの改善が示された．オンラインでの情報提供は，個人に合わせてカスタマイズされ，多要素の介入の一部として使用される場合に最も有益であった．オンライングループで提供されるピアサポートはほとんどの参加者が評価しており，ストレスにプラスの効果を示した．オンラインで専門家と連絡を取ることは，介護者にとって有益であり，個別の実用的なアドバイスや感情的なサポートに簡単にアクセスできることが評価され，負担や緊張の軽減につながった．	介護者はインターネットベースの介入の利用に肯定的な反応を示していた．	1
－	－	心理的ウェルビーイングを対象とした専門家による自己管理支援介入が介護者に与える影響	心理的ウェルビーイングを対象とした専門家による自己管理支援介入は介護者のストレスや社会的アウトカムに関して有効であった．また能力や知識に関する情報を対象とした介入の有効性についてもエビデンスが認められた．	介護者に対する心理的ウェルビーイングと情報を対象とした専門的な自己管理支援介入は有用である．	1
－	－	認知症者の介護者に対する教育プログラムが介護者に与える影響	介護者の負担に対する中程度の効果が示された．またうつ症状に対する効果は小さいことが示された．	介護者に対する教育プログラムは，介護負担の軽減に中程度の効果があり，うつ症状には小さな効果があった．QoL や施設入所への移行に効果があるかどうかの証拠はまだ不明である．	1
－	－	－	専門家間の共同作業に前向きな姿勢が見られたが，患者や介護者への恩恵を報告したものはなかった．	エビデンスの質は低く，認知症者とその介護者のケアとサポートにおける専門家間教育の効果は限られていた．	1
－	－	－	最も一般的に用いられたアウトカム指標は抑うつと介護負担であった．心理教育やスキルアップのための介入を対面で行うことで負担軽減に効果があることが示された．認知行動療法モデルに裏打ちされた心理的介入は不安と抑うつの改善に強い経験的支持を示した．アクセプタンス＆コミットメント・セラピー（ACT）は強い不安を経験している介護者にとって特に有益である可能性があった．	複数の臨床アウトカムに対する介入の有効性と認知行動療法を用いた介入の組み合わせが有意な効果をもたらすかを探る必要がある．	1
－	18ヶ月間	－	介入グループの AD 者の介護者は対照グループの介護者に比べて，能力，準備体制，健康関連 QoL が向上し，抑うつ症状も少なかった．VaD 者の介護者は，対照群に比べて，能力や健康関連 QoL が高かった．	トレーニングプログラムは，AD 者の家族介護者に，VaD 者の家族介護者よりも有益であった．VaD 者の家族介護者のための特別なトレーニングプログラムを開発する必要がある．	2
－	－	－	MBSR は少なくとも短期的には介護者の抑うつ症状と不安を軽減する可能性があったが，エビデンスの質は低〜非常に低かった．	MBSR は介護者の抑うつや介護ストレスを軽減する可能性があったが，エビデンスレベルは低かった．	1

横断研究），エビデンスレベル5：記述研究（症例報告/ケース・シリーズ），エビデンスレベル6：患者データに基づかない専門委員会や専門家個人の意見

文献ID	著者	年	研究デザイン	目的	対象者	対象数	評価法・項目	介入・曝露
13	Ruggiano N ら	2018	系統的レビュー	技術的な介入のシステマティックレビューを行い，サンプル集団の地理的条件，介入の範囲，研究結果を評価すること	認知症者の家族介護者	30 論文	–	–
14	Sousa L ら	2017	系統的レビュー	在宅認知症者の家族介護者を支援するためにデザインされたトレーニングプログラムの主な特徴を明らかにし，文献調査結果に基づいたモデルプログラムを提案すること	認知症者の家族介護者	Pubmed，CINAHL，Mediclatina，Medline で検索した 2004 年から 2014 年の 8 論文	–	–
15	Tang SH ら	2018	ランダム化比較試験	認知症介護者に能動的な心理教育介入を行うことが，受動的な介入に比べて，介護技術の向上と介護負担の軽減に効果的であるかどうかを明らかにすること	認知症者の家族介護者	43 名	介護者の能力レベル（Care Skill Inventory：CSI），負担レベル（Chinese Zarit Burden Inventory：CZBI），認知症の行動的・心理的症状（Neuropsychiatric Inventory-Questionnaire：NPI-Q）	ロールプレイ，ディスカッション，問題解決を用いた能動的心理教育介入（AP）vs. 一般的な介護戦略に関する教材を介護者に与える受動的心理教育介入（PP）
16	Tremont G ら	2017	系統的レビュー	介護者の地域支援および医療利用に対する電話による専門的な指導介入の効果を検討すること	認知症者の家族介護者	電話で専門的な介護指導を受ける群 113 名，介入群と電話サポートのみを受ける群 137 名	–	電話による専門的な介護指導（心理教育，問題解決，その他の支持的アプローチ）の提供
17	Vandepitte S ら	2016	系統的レビュー	認知症者の介護者を支援するためのレスパイトケアの効果を調査すること	認知症者の家族介護者	17 論文	–	–
18*	Wiegelmann H ら	2021	系統的レビュー	在宅認知症者のインフォーマル介護者に対するメンタルヘルス介入について，その内容，効果，サブグループ分化について系統的なレビューを行うこと	認知症者の家族介護者	46 の介入プログラムに関する 48 論文	負担，うつ病，QoL	–
19	Xiao LD ら	2016	ランダム化比較試験	認知症者のケアコーディネーターなどの個別の介護者支援が，マイノリティグループの介護者の認知症管理能力を向上させるかを検証すること	10 のマイノリティグループから参加した家族介護者	61 名	SSCQ	介護日誌を用いた認知症ケアコーディネータによる介護個別指導

CQ3　認知症と MCI の人の家族介護者に対する支援・非薬物的介入　参考文献

文献ID	著者	年	研究デザイン	目的	対象者	対象数	評価法・項目	介入・曝露
1	Carter G ら	2018	その他	認知症が進行した人の家族介護者が最良の意思決定者として介護を行う際の経験と心構えを調査すること	施設入所した重度認知症者の家族介護者	20 名	半構造化インタビュー	–
2	Feast A ら	2016	系統的レビュー	BPSD の個々の症状と家族介護者の幸福への関連について調査すること	認知症者の家族介護者	16 論文	–	–
3	Parkinson M ら	2017	系統的レビュー	認知症者の家族介護者を支援するために何が有効かを明らかにすること	認知症者の家族介護者	217 論文	–	–
4	Piersol CV ら	2017	系統的レビュー	AD 者の介護者に対する介入の有効性を評価すること	介護者	45 論文	QoL，自信，自己効力感，負担感	介護者に対する多要素の心理教育的介入
5	Safavi R ら	2017	系統的レビュー	認知症者の親族において感情表出と転帰との関連を明らかにすること	認知症者の親族	12 論文	–	–

エビデンスレベル 1：SR/RCT のメタ解析，エビデンスレベル 2：1 つ以上の RCT，エビデンスレベル 3：非 RCT，エビデンスレベル 4：分析疫学的研究（コホート研究 / 症例対照研究 / ＊は，hand sarch を示す.

88002-121 JCOPY

頻度	期間	主要評価項目 (アウトカム)	結果	結論	エビデンス レベル
–	–	–	農村地域のサンプル集団はほとんどなかった．また，介入グループの心理社会的な結果の改善を報告している研究が多く，介護技術や自己効力感に関する効果報告は少なかった．	本当に支援が必要と思われる地方の認知症者の家族介護者に対する技術的介入については，より様々な条件や評価での検証が必要である．	1
–	–	–	認知症者の家族介護者のためのトレーニングプログラムの一般的な長さは 6 週間で，1 週間に 1 回，平均時間は 100 分であった．最もよく使われる方法は，ディスカッション，問題解決モデル，技術と戦略のトレーニングであり，家族介護者の評価については，評価アンケート，自己達成度尺度，介護者の燃え尽き尺度，抑うつ尺度，生活の質尺度などが最も広く用いられていた．	このレビューでは，在宅認知症者のケアを行う家族のためのトレーニングプログラムに共通する特徴を明らかにした．	1
月2回	3ヶ月間	介護者の介護能力，介護負担，BPSD	CSI，CZBI，NPI-Q は，AP 群では有意に改善したが PP 群では改善しなかった．潜在的交絡因子を調整後も，AP 群の CSI は PP 群より有意に改善し，CZBI もほぼ有意であった．	介護能力の向上には，6 回の訪問という短期間（3 ヶ月）の介入であっても，受動的な心理教育よりも能動的な心理教育の方が効果的であった．	3
計16回	6ヶ月間	介入期間中の地域支援サービス利用，介護者と被介護者の救急外来受診回数，介護者の入院日数	介入群は治療終了時に地域支援サービスを有意に多く利用し，介入期間の 6 ヶ月間における救急外来訪問率および入院率が有意に低かった．介護者が地域や医療資源を利用することについては，グループによる違いはなかった．	電話による専門的な介護者支援は，介護者の地域社会資源への関与を高め，介護者の病院ベースの医療資源の利用を減らすのに有効であった．	2
–	–	施設入所	デイケアサービスは，認知症者の介護負担や BPSD を減少させるのに有効であるが，介護施設入所までの時間を早めた．一時的な入所の結果に一定の傾向はなかった．	いくつかのタイプのレスパイトケアは介護者には有効であった．施設入所を遅らせる効果については今後のエビデンスが必要である．	1
–	–	–	46 論文の介入のうち 25 論文（54.3%）が，調査した結果の少なくとも 1 つについてプラスの効果を示していた．最も多いのは，主観的負担（46.2%）に対する効果であった．	家族介護者に対する心理的介入の最も有益な結果は，認知行動学的アプローチ，特にうつ症状の軽減に関するものであった．これに加えて，余暇や身体活動への介入は，主観的な介護者の負担を軽減するという点で，いくつかの良い結果を示した．	1
月1回の電話連絡，3ヶ月に1回の訪問	1年間	6ヶ月後と12ヶ月後のSSCQ	介入群では，SSCQ 感と QoL の精神的要素が有意に向上した．介護者の QoL の身体的要素には，有意な差はなかった．	文化的背景にかかわらず，介護者に対して個別の介護者支援を行うことが強く推奨される．	2

頻度	期間	主要評価項目 (アウトカム)	結果	結論	エビデンス レベル
–	–	Braun and Clarke の主題分析	家族介護者が重度認知症者の最善の利益決定を行う際に必要な経験と心構えについて以下の 3 つのテーマがみられた．(1) 認知症の人の介護：介護者の全人的幸福への影響と最善の利益決定者であることの経験，(2) 支援へのアクセス：フォーマルおよびインフォーマルなネットワークの影響力，(3) 介護者と看護スタッフの認知症に関する知識と理解度．	インフォーマルケアラーの経験と心構えは個人的な対応の反映であるが，経験した苦痛に対処するためには，最善の利益決定を支援する看護スタッフの十分なサポートが大切であり，認知症専門知識の強化を図るべきである．	5
–	–	介護の苦痛	抑うつ行動は介護者にとって最も苦痛な行動であり，衝動性／攻撃，無関心がこれに続いた．多幸感は最も介護者に苦痛を感じさせないものであった．イライラ，異常な運動行動，および妄想が介護者の苦痛と最も強く相関し，脱抑制は最も低い相関を示した．	BPSD の個々の症状を評価した研究は限られており，一部の BPSD が他の BPSD よりも介護者の幸福に影響を与えるかどうかについては決定的なエビデンスは得られなかった．今後は，BPSD の測定法の統一や，BPSD の個別の症状と家族介護者の幸福に対する検討を行うことで，BPSD を対象とした介入がより効果的に設計できるようになると思われる．	1
–	–	家族介護者のレジリエンス	(1) 社会的資源の拡大，(2) 心理的資源の強化，(3) 身体的健康状態の維持，(4) 生活の質の確保，(5) 外部資源の適時利用の確保の 5 つの要因が明らかになった．	介護者の「レジリエンス」が強化され，家族介護の維持・継続をサポートするための 5 つの要因が示された．	1
–	–	QoL，自信，自己効力感，介護負担感	多要素の心理教育的介入が介護者の QoL，自信，自己効力感を改善し，介護負担を軽減する強力なエビデンスを示した．リフレーミングは，介護者の不安，うつ病，ストレスを軽減する．コミュニケーションスキルトレーニングは，介護者のスキルと QoL を向上させる．マインドフルネスベースのトレーニングは，介護者のメンタルヘルスを改善し，ストレスと負担を軽減させる．専門家主導のサポートグループが介護者の QoL を向上させる．	介護者の介入の範囲についての強力なエビデンスがある．効果的な介入を実践に移し，持続可能性を評価する必要がある．	1
–	–	認知症者の親族の幸福度	感情表出の強い親族は，介護負担度が高く，うつ病の発症も多かった．また，認知症者の問題の原因を患者自身がコントロールできる個人的な要因に求める傾向が強かった．さらに，社会的支援が少なく，非効率的な対処法をとり，患者との関係が良好でない親族は感情表出が強くなる可能性が高かった．	認知症者の親族において，感情表出と転帰は関連していた．	1

横断研究），エビデンスレベル 5：記述研究（症例報告／ケース・シリーズ），エビデンスレベル 6：患者データに基づかない専門委員会や専門家個人の意見

CQ4 認知症や MCI の人と家族介護者の両者に対する支援・非薬物的介入　引用文献

文献ID	著者	年	研究デザイン	目的	対象者	対象数	評価法・項目	介入・曝露
1	Boots LM ら	2016	ランダム化比較試験	早期認知症者の介護者を対象とした反復的な段階的アプローチによるブレンドケア自己管理プログラム「Partner in Balance」の有用性を検討すること	地域に住む（非常に）軽度の認知症の家族介護者	80 名	The Caregiver Self-Efficacy Scale (CSES), the Center for Epidemiological Studies Depression Scale (CES-D)	対面式の個人指導者によるブレンドケア自己管理プログラム「Partner in Balance」
2	Callahan CM ら	2017	ランダム化比較試験	協調的なケアに在宅作業療法を組み合わせることが，AD 者の機能低下を遅らせるかどうかを明らかにすること	地域在住の AD 者と家族介護者	AD 者 180 名，家族介護者 176 名	ADCS-ADL, SPPB, SPSM, MMSE, NPI	コラボレーティブ・ケア・モデルを用いた認知症のベスト・プラクティス・プライマリー・ケアに在宅作業療法を追加
3	Chodosh J ら	2015	ランダム化比較試験	認知症の家族に対する電話のみの指導と，対面と電話を組み合わせた指導の差を明らかにすること	認知症者とその家族介護者	144 ペア	ZBI, RMBPC	ケアマネジャーによる電話での相談・支援と，電話と対面を組み合わせた相談・支援
4	Dawson A ら	2015	系統的レビュー	認知症者が自宅で生活することを支援・維持するためのサービスの有効性を明らかにすること	認知症者とその家族介護者	131 論文	–	–
5	de Oliveira AM ら	2019	ランダム化比較試験	テーラーメード活動プログラム外来版 (TAP-O) の有効性と，認知症者の神経精神症状 (NPS) および介護者の負担を軽減する効果を，対照群（心理教育介入）と比較して評価すること	認知症者とその家族介護者	21 ペア	NPI, ZBI	TAP-O（患者の能力と興味を評価し，患者に合わせた活動を処方し，認知症，NPS，日常生活に意味のある活動を実施する方法）vs 心理教育介入
6	Koivisto AM ら	2016	ランダム化比較試験	早期の心理社会的介入が AD 者の施設入所を遅らせる効果を評価すること	地域在住の非常に軽度または軽度の AD 者および AD を対象とした治療を受けた者とその家族介護者	236 ペア（介入群 84 ペア，対照群 152 ペア）	カルテの後方視的確認による施設入所の有無	カウンセリング，教育，個別指導，集団指導
7	Laver K ら	2017	系統的レビュー	介護者への働きかけに焦点を当てた複合的介入と，介護者と認知症者の両者に働きかけるダイアド介入の 2 つのアプローチの有効性を比較すること	認知症者とその介護者	40 論文（介護者のみへの介入 17 論文，認知症の人とと介護者両者への介入 23 論文）	–	–
8	Matthews JT ら	2015	横断研究	家族介護者にカメラを装着し日常的な介護の困難さを評価すること	認知症者とその家族介護者	9 ペア	介護者に対する CG システムの使用感や意見に関するアンケート調査	カメラ撮影
9	Prick AE ら	2016	ランダム化比較試験	地域社会で生活する認知症者の気分，行動，身体的健康に対する多要素のダイアド的介入の効果を検証すること	地域社会で生活する認知症者とその家族介護者	111 ペア（介入群 57 ペア，対照群 54 ペア）	MMSE, Geriatric Depression Scale (GDS), ApoE 遺伝子型	家庭での運動指導，心理教育，コミュニケーションスキル訓練，楽しい活動に関する指導を 1 時間 / 回
10	Prick AE ら	2017	ランダム化比較試験	認知症者と家族介護者に対する複合的介入が，在宅で生活する認知症者の認知機能に及ぼす効果を評価すること	認知症者とその家族介護者	111 名（介入群 57 ペア，対照群 54 ペア）	Amsterdam Dementia Screening Test (ADS), RBMT, WMS の順唱および逆唱，Behavioural Assessment of the Dysexecutive Syndrome (BADS)，カテゴリー流暢性課題 (Category Fluency Task：CFT)	心理的教育やコミュニケーション訓練を含む 1 時間の運動指導
11	Reilly S ら	2015	系統的レビュー	認知症者の在宅支援におけるケースマネジメントアプローチの有効性を，関係者（認知症者，介護者，スタッフ）の視点から，通常通りの治療と，標準的な地域治療，ケースマネジメント以外の介入を含む他の治療形態とと比較して評価すること	地域在住の認知症者とその家族介護者	RCT 13 論文	–	–

エビデンスレベル 1：SR/RCT のメタ解析，エビデンスレベル 2：1 つ以上の RCT，エビデンスレベル 3：非 RCT，エビデンスレベル 4：分析疫学的研究（コホート研究 / 症例対照研究 /

88002-121 JCOPY

頻度	期間	主要評価項目 （アウトカム）	結果	結論	エビデンス レベル
オンラインで好きな時に好きなペースでプログラムを実施	8週間	介護者の自己効力感とうつ症状	対照群と比較して，介入群では自己効力感，目標達成度，QoL が有意に向上し，心理的愁訴（抑うつ，不安，ストレス）のレベルが低下した．	ブレンドケア自己管理プログラムは，初期の認知症介護者の自己効力感や QoL に関して効果的である可能性がある．	2
24回	2年間	12，24ヶ月後の ADL，身体機能，認知機能，BPSD の変化，サルコペニアの有無と程度	12ヶ月目と24ヶ月目のいずれにおいても，ADCS-ADL，SPPB，SPSM，MMSE，NPI のスコアには，グループ間で有意な差はなかった．	協調的なケアモデルに2年間の在宅作業療法を追加しても，AD 者の機能低下の速度を協調的なケアモデルのみと比較して遅らせることはできなかった．	2
最初の3ヶ月は毎月1回以上，その後は4半期ごとに1回以上	1年間	認知症者と介護者の行動異常と介護者の介護負担感	ケアの質は両群とも大幅に改善した．介護者の負担，介護者と被介護者の行動異常，継続率，医療利用率は両群間で差がなかったが，対面式プログラムの方が費用を要した．	ケアマネジメントの実施方法にかかわらず認知症ケアの質は向上すると，電話と対面の指導に大きな差は認められなかった．	2
–	–	–	56論文が「高品質」，62論文が「中品質」，13論文が「低品質」であると評価された．	方法論の詳細が欠けていたり，結論の根拠が示されていなかったりと，多くの出版物にエビデンスの弱さがあることが判明した．	1
60分のセッションを8回		認知症者の NPS と家族介護者の介護負担	対照群と比較して TAP-O を受けた患者は，幻覚，興奮，不安，攻撃性，睡眠障害，異常な運動行動，および介護者の負担が有意に減少した．	TAP-O が外来認知症者の NPS を減少させ，介護者の負担を最小限にするための効果的な非薬物療法戦略である可能性が示された．	2
16回	2年間	36ヶ月間にわたる施設入所の累積リスク（死亡を除く）	介入群と対照群の間で，36ヶ月後の追跡調査では，介護施設への入所に差は見られなかった．AD 者の疾患重症度，認知機能，日常生活，行動，HRQoL のベースラインからの調整済み平均変化，および介護者の心理的苦痛，抑うつ，HRQoL の変化に対しても，介入の有益な効果は認められなかった．	心理社会的介入は，AD 者の介護施設入所を遅延させず，AD 者のウェルビーイング，疾患の進行，介護者のウェルビーイングに効果を示さなかった．	2
–			複合的介入は，うつ症状を軽減する効果があったが，介護者のみの介入と，認知症の人と介護者両者への介入に差はなかった．QoL については改善傾向があったが，どちらの介入でも統計的に有意ではなかった．ADL の自立度については両者へのアプローチで効果のある傾向があったが統計的に有意ではなかった．	複合的介入はうつ症状の軽減に効果的で，QoL や ADL の自立度維持にも有効な傾向があったが，介護者のみへの介入と，認知症者と介護者の両者への介入の比較では，統計的な差はなかった．	1
–		カメラによるに日常生活の撮影に対する感想・使用感	カメラの利用に関する理解は困難ではなく，カメラ撮影システムの利用が可能であった．	家族はカメラシステムを利用して医療従事者に日々の介護の課題を伝えられることを希望していた．	5
8回（最初の1ヶ月は毎週1回，次の2ヶ月は隔週1回）	3ヶ月間	ベースライン時，3ヶ月後，6ヶ月後の気分，行動，身体的健康状態	いずれの結果指標においても，経時的に有益な効果は認められなかった．	認知症者の気分，行動，身体的健康に対する多要素のダイアド的介入の効果はみられなかった．	2
8回（最初の1ヶ月は毎週1回，次の2ヶ月は隔週1回）	3ヶ月間	3ヶ月後と6ヶ月後の認知機能（記憶，注意，実行機能）	注意力にはわずかながらも有意な効果が認められた．記憶と実行機能には効果が認められなかった．	心理的教育やコミュニケーション訓練を含む1時間の運動指導は注意機能の改善にわずかに効果的であった．	2
			ケースマネジメント群は，6ヶ月後の施設入所が有意に少なかった（OR 0.82，95% CI 0.69 to 0.98，P = 0.02）が，10～12ヶ月後，24ヶ月後の効果は不明であった．6，12，18ヶ月での入院者数に差はなかった．4～6，12，18～24，36ヶ月後の死亡率，4～6，12，18ヶ月後の認知症の人または介護者のQoLの改善に有意な効果は認められなかった．介護負担感は，6ヶ月後の効果を示す証拠がいくつかあったが，12または18ヶ月後の効果は不明であった．18ヶ月後の BPSD の軽減にケースマネジメントがより効果的であった．ケースマネジメント群では，18ヶ月後に介護者の抑うつ状態がわずかに有意に改善した．ケースマネジメント群では，6ヶ月後に介護者の幸福度の改善が認められたが，12ヶ月や18ヶ月後の効果は不明であった．ケースマネジメント群は，12ヶ月目にはサービスの総費用を削減し，3年間の総支出額を減少させた．	ケースマネジメントは，中期的には介護施設への入所や医療費全体の削減を示唆したが，より長期的な追跡調査での結果は不確かで十分なエビデンスがなかった．認知症者のうつ状態，機能的能力，認知機能については不確かな結果であった．	1

横断研究)，エビデンスレベル5：記述研究（症例報告/ケース・シリーズ），エビデンスレベル6：患者データに基づかない専門委員会や専門家個人の意見

索　引

88002-121　JCOPY

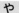

Ⓒ 2022   第 1 版発行　2022 年 12 月 1 日

認知症と軽度認知障害の人および家族介護者への
支援・非薬物的介入ガイドライン 2022

| 検　印 |
| 省　略 |

著者「認知症と軽度認知障害の人
　　　および家族介護者への支援・
　　　非薬物的介入ガイドライン
　　　2022」作成委員会

発行者　　　　　　　林　　峰　子
発行所　　　株式会社 新興医学出版社
〒113-0033　東京都文京区本郷 6-26-8
TEL 03-3816-2853　FAX 03-3816-2895

(定価はカバーに
表示してあります)

印刷　三美印刷株式会社　　　ISBN978-4-88002-121-8　　　郵便振替　00120-8-191625